Dr. Johannes
Wimmer

Entspannt
zum Wohlfühlgewicht

Mein 30-Tage-Kurs

INHALT

VORWORT 4

TAG 1 DEINE MOTIVATION IST DER SCHLÜSSEL 6

TAG 2 DER STAND DER DINGE 14

TAG 3 EINE FRAGE DES BUDGETS 19

TAG 4 DIE BASICS 26

TAG 5 WENIGER ESSEN – DAFÜR GANZ BEWUSST 35

TAG 6 DIE „DREI-WOCHEN-OHNE-CHALLENGE“ 37

TAG 7 RAUS AUS DER ZUCKERFALLE 41

TAG 8 WAS MOTIVIERT DICH? 46

TAG 9 WIEGETAG NR. 1 48

TAG 10 SORGE GUT FÜR DICH 52

TAG 11 BIST DU EIN STRESS-ESSER? 56

TAG 12 BIST DU AUF DEM RICHTIGEN WEG? 60

TAG 13 EMOTIONALES ESSEN 64

TAG 14 KOHLENHYDRATE – JA ODER NEIN? 68

TAG 15 WERTVOLLE BELOHNUNGEN 74

TAG 16 EIN GESUNDER START IN DEN TAG **77**

TAG 17 AUFGEBEN IST NICHT! **84**

TAG 18 KÜCHENTRICKS **88**

TAG 19 WIEGETAG NR. 2 **93**

TAG 20 RAUS AUS DER KOMFORTZONE **95**

TAG 21 FIT WERDEN **100**

TAG 22 PROTEINE FÜR DEINE MUCKIS **106**

TAG 23 FIT IN ELF MINUTEN **110**

TAG 24 HALLO, MUSKELKATER **117**

TAG 25 GEWICHTSSCHWANKUNGEN – GANZ NORMAL! **121**

TAG 26 DU BIST WERTVOLL **126**

TAG 27 DU HAST ES GESCHAFFT **130**

TAG 28 RESTAURANTS, BARS UND FEIERN MIT FREUNDEN **133**

TAG 29 WIEGETAG NR. 3 **137**

TAG 30 DEINE REISE GEHT WEITER **139**

Vorwort

Ein paar einführende Worte für dich

Die meisten Menschen glauben ja ganz genau zu wissen, wie eine gesunde Ernährung aussieht. Und doch lassen wir uns immer wieder an der Nase herumführen und verunsichern, wenn wir in den Medien von einer brandneuen Wunderdiät, einer Zauberpille oder einem angeblich lebensverändernden Abnehmtrick lesen. Ich sage nur: fünf Kilo weg in sieben Tagen, mit der neuen Ananas- oder Spargel-Diät. Ein Konzept, das eigentlich nur funktionieren kann, weil einem Ananas und Spargel schon nach drei Tagen aus den Ohren rauskommen. Aber wie sagt man so schön: Die Hoffnung stirbt zuletzt. Vielleicht klappt's ja doch! Tja, du ahnst es wahrscheinlich schon: Das ist natürlich alles Quatsch. Fünf Kilo echtes Körperfett in einer Woche abnehmen – das klappt tatsächlich nur im Traum.

Aber wie nimmt man denn nun wirklich ab? In diesem Buch findest du die Antworten auf all deine Fragen – doch ganz sicher keine einseitige Diät mit Ananas oder magischen Pillen. Ich verrate dir stattdessen, wie du ganz realistisch und entspannt abnehmen kannst, und zwar gesund und langfristig. Ohne deinen Körper zum Feind zu erklären, der bekämpft werden muss. Sondern mit ganz viel Wertschätzung für dich selbst – und für deinen tollen, starken Körper, der dich schon so lange treu durchs Leben trägt.

Aber: Die Verantwortung für eine erfolgreiche Gewichtsabnahme liegt am Ende ganz bei dir. Du musst dein Leben in die Hand nehmen, dich reinfuchsen und alte Verhaltensmuster durch neue ersetzen. Das wird nicht immer ganz einfach – aber es ist möglich, und ich glaube fest an dich. Und ganz wichtig: Du bist bei all dem nicht allein. Mit diesem Buch begleite ich dich auf deinem Weg. Ich bin 30 Tage lang für dich da und erkläre dir Schritt für Schritt und ganz unkompliziert, wie du deine Ernährung auf „gesund“ umstellen und Gewicht verlieren kannst. Ich zeige dir, worauf du beim Kochen achten solltest und natürlich auch, was zu tun ist, wenn deine Lieblingssüßigkeiten wieder mal laut deinen Namen rufen. Aber ich bin auch da, wenn du das Gefühl hast, nicht mehr weiterzuwissen. Wenn du aufgeben möchtest oder kurz davor bist, in alte Essmuster zurückzufallen. Und ich sage dir: Ich habe jede Menge Strategien für dich, damit du das packst.

Du glaubst mir noch nicht so richtig? Kein Ding – wir haben ja auch noch nicht losgelegt. Aber schon morgen, wenn wir mit dem ersten Tag dieses Coachings starten, wirst du deinem Wohlfühlgewicht und dir selbst einen entscheidenden Schritt näher kommen. Ich bin an deiner Seite, wir rocken das gemeinsam! Also: Lass uns starten und gemeinsam auf die Reise gehen!

Ich glaube fest an dich!

Tag 1

Heute starten wir gemeinsam in ein neues, gesundes Leben.

Hallo, schön, dass du da bist. Wenn du in diesem 30-Tage-Kurs gelandet bist, dann fühlst du dich wahrscheinlich gerade nicht besonders wohl in deiner Haut, und du möchtest gerne etwas Gewicht verlieren. Vielleicht hast du auch schon die eine oder andere Diät hinter dir, und es hat nicht viel gebracht. Oder du hast wieder zugenommen, weil du wieder in alte Essmuster zurückgefallen bist. Vielleicht hast du aber auch einfach nur das Gefühl, dass es für deine Gesundheit und dein Wohlbefinden besser wäre, sich etwas gesünder zu ernähren. An dieser Stelle kann ich dir schon mal versichern: Egal, aus welchem Grund du in diesem Coaching gelandet bist – du bist hier genau richtig. Also: Herzlich willkommen.

In den kommenden 30 Tagen begleite ich dich Schritt für Schritt auf deinem Weg zu einem besseren und gesünderen Körpergefühl und stehe dir als Ratgeber zur Seite, damit du die ersten vier Wochen deiner Reise nicht allein unterwegs sein musst. Denn das ist es, was hier und heute startet – eine gemeinsame Reise. Und auch wenn du dir wahrscheinlich wünschst, dass es eher ein Kurzurlaub wird – so ist es leider nicht. Denn wie sagt man so schön: Abnehmen ist kein Sprint, sondern ein Marathon. Oder in den Worten meiner Großmutter: Zugenommen hast du ja auch nicht in drei Tagen, also klappt auch das Abnehmen nur mit Geduld. Aber das Tolle ist: Mit diesem Kurs werden die ersten 30 Tage garantiert wie im Fluge vergehen – und 30 Tage dauert es in der Regel, bis man die ersten Erfolge sehen und spüren kann.

Ich kann natürlich nicht genau sagen, wie lang deine persönliche Reise dauern wird, denn das hängt ganz allein von deinen persönlichen Zielen ab. Ob du nur drei Kilo abnehmen möchtest oder 30. Vielleicht sind es sogar 100 Pfund, die du gerne ein für alle Mal loswerden möchtest. Aber egal, wie viel Gewicht es auch sein mag – wir schaffen das. DU schaffst das. Denn in diesem Buch findest du das Handwerkszeug, das du brauchst, um effektiv Gewicht zu verlieren. Und so viel kann ich dir schon mal versichern: Eine Diät findest du hier nicht, denn davon halte ich nicht viel. Wieso? Ganz einfach: Diäten haben fast immer mit Verzicht und Hunger zu tun – und wer hat darauf schon Lust? Klar, das kann man mal drei Tage durchziehen, aber länger nicht. Darum scheitern die ganzen Diäten auch über kurz oder lang. Es ist für die meisten Menschen einfach unmöglich, sich auf Dauer an den strengen Regeln zu orientieren, und schon gar nicht ein Leben lang. Wir nennen unsere gemeinsame Reise daher nicht Diät, sondern Ernährungsumstellung. Ich weiß, das klingt jetzt nicht besonders sexy. Aber ich garantiere dir: Das ist der gesunde Weg zum Wohlfühlgewicht. Es ist ein Weg, den du ohne Verzicht und Verzweiflung gehen kannst – und er funktioniert trotzdem. Wie genau, das erfährst du in den kommenden Tagen.

Vielleicht musst du auch gar nicht so viel ändern – weil du schon ganz viel richtig machst. Ich hatte zum Beispiel mal eine Patientin, die jeden Tag super viel Obst gesnackt und Fruchtsaft getrunken hat. Sie dachte:

„Wow, das ist eine super gesunde Ernährung – es heißt doch immer: Obst ist gesund." Das stimmt auch – wenn wir es in Maßen essen. Aber wenn wir uns damit den Bauch vollschlagen, dann ist das eine Riiiiiesenmenge Zucker, die jeden Tag auf unserem Kalorienkonto landet. Denn was viele gerne ignorieren, ist: Fruchtzucker ist auch Zucker. Es gibt für Obst keinen Freifahrtschein, nur weil da auch noch wertvolle Vitamine und Co. drinstecken. Was hat die Patientin also gemacht? Am Ende gar nicht so viel: Sie hat die zwei Liter Saft am Tag gegen Wasser ausgetauscht und nur noch morgens etwas Obst im Müsli gegessen. Und siehe da: Plötzlich hat sie abgenommen, ohne mit der Wimper zu zucken. Sie hat ihren persönlichen Ernährungsirrtum gefunden, an ein paar Stellschrauben gedreht – und los ging es. Genau das machen wir in den kommenden Wochen auch. Wir schauen uns an, an welchen Stellschrauben du drehen kannst. Und ich sage dir: Da gibt es so viele Tricks, die dir das Leben leichter machen werden, die werde ich alle mit dir teilen.

Teilen werde ich übrigens auch jede Menge Tipps für dein Mindset, also für die Psyche – denn wie sagt man so schön: Abnehmen beginnt im Kopf. Und hier kommt auch schon das Wichtigste in Sachen Abnehmen:

1. Du musst das wirklich wollen und dich bewusst dafür entscheiden.
2. Du musst wissen, warum du das machst.

Damit steigen wir in den ersten Tag unserer Reise ein. Auf der ersten Seite deines Arbeitsblattes (siehe Seite 12) findest du viele leere Zeilen. Nimm dir mindestens eine Viertelstunde Zeit und schreib auf, warum du Gewicht verlieren möchtest. Warum du das wirklich möchtest. Das können ganz unterschiedliche Gründe sein. Zum Beispiel, weil deine Ärztin oder dein Arzt es dir aus gesundheitlichen Gründen empfohlen haben. Oder weil dir deine Gelenke oder dein Rücken weh tun. Vielleicht hast du auch gemerkt, dass du beim Spielen mit den Kindern oder Enkeln nicht mehr so beweglich bist. Also sagst du: Ich möchte abnehmen, damit ich mit den Kids im Garten toben kann. Oder: Ich möchte mich wieder wohlfühlen. Oder: Ich möchte mein Lieblingshobby wieder ausüben können, Sport treiben oder mir einen Lebenstraum erfüllen, wofür ein paar Pfunde weniger ideal wären. Was es auch ist: Schreib es jetzt auf.

Wenn du ein paar Sätze aufgeschrieben hast, hast du deine erste Aufgabe auf dem Weg zum Wohlfühlgewicht bereits gemeistert. Denn diese Zeilen sind sehr wertvoll für die kommenden Monate. Das ist deine Motivation. Das sind die Gründe, weshalb du sagst: Ja, ich verändere mein Leben. Ich stelle meine Ernährung auf gesund um. Und ich schaffe das, weil ich es wirklich will und meine Ziele erreichen möchte. Diesen Zettel legst du jetzt bitte an einen Ort, wo du ihn jederzeit schnell wieder findest. Also nicht in einen Pappkarton im Keller, sondern eher in eine Schublade in der Küche oder im Schlafzimmer. Du kannst ihn auch an die Pinnwand hängen. Ganz wie es sich für dich gut und richtig anfühlt. Hauptsache, du hast ihn schnell zur Hand, wenn dir irgendwann die Motivation flöten geht. Denn das kann natürlich passieren und ist auch ganz normal. Aber wie gesagt: Wenn du weißt, warum du das alles machst – nämlich für dich selbst, für deine Gesundheit und ganz wichtig: für niemand anderen –, dann wirst du deine Ziele erreichen.

Damit kommen wir auch schon zum nächsten Punkt für heute: dein Ziel beziehungsweise deine Ziele. Du kannst sie auf dem zweiten Arbeitsblatt eintragen. Und ja, es sind mehrere, das siehst du richtig. Denn der Weg bis zum Ziel kann gerade beim Abnehmen seeeeehr weit sein. Und darum ist es sinnvoll, Teilziele zu vereinbaren. Nicht mit mir natürlich, sondern mit dir selbst. Wenn du zum Beispiel 100 Kilo wiegst und 25 Kilo abnehmen möchtest, dann steht an der Startlinie 100 Kilo und im Ziel 75 Kilo. Und deine Etappenziele liegen bei 95, 90, 85 und 80 Kilo. Auf dem Arbeitsblatt siehst du sogar einen kleinen Parcours mit Hindernissen zwischen den einzelnen Etappenzielen – wie im echten Leben. Das sind die Momente, in denen du straucheln wirst. Die werden kommen und wie gesagt, das ist ganz normal und menschlich. Wichtig ist, dass du in diesen Momenten nicht aufgibst. Wie sagt man so schön: Aufstehen, Krönchen richten und weiter geht's. Also: Trag jetzt bitte am Zielpunkt dein persönliches Wunschgewicht ein. Und ja, das darf gerne ein realistisches Gewicht sein. Ich persönlich mag ja die Faustregel: Körpergröße minus 100. Bei einer Größe von 1,75 Metern wären es um die 75 Kilo, bei 1,58 Metern etwa 58 Kilo. Das ist aber nur ein grober Richtwert, denn aus rein medizinischer Sicht kommt es nicht nur auf den Wert auf der Waage an, sondern auch auf das Verhältnis von Muskeln und Fettmasse und natürlich auch auf die Verteilung der Fettmasse.

Als groooober Richtwert kann die Formel Körpergröße minus 100 eine gute Orientierung bieten. Aber vielleicht hast du ja auch schon eine eigene Zahl im Kopf. Ich möchte dir da nichts vorschreiben, denn wo dein Wohlfühlgewicht liegt, das ist allein deine Sache.

So – kommen wir noch mal zu den Etappenzielen. Wenn du möchtest, kannst du die einzelnen Ziele mit einer kleinen Belohnung versehen. Zum Beispiel ein Ausflug, ein neues Kleid, ein Besuch im Theater, ein tolles Konzert, ein Tattoo oder was auch immer du dir wünschst. Mich persönlich motivieren Belohnungen ja sehr, aber wenn das bei dir nicht so ist, dann ist das natürlich auch kein Thema. Du machst das so, wie du möchtest, da gibt es kein Richtig und kein Falsch.

Bevor ich dich in Ruhe schreiben lasse, möchte ich kurz mit dir über die kommenden Tage sprechen. Zunächst muss ich noch einmal ganz deutlich sagen, dass dieses Coaching keinen therapeutischen Anspruch hat, auch wenn wir natürlich über deine Psyche sprechen werden. Du findest hier ganz ausdrücklich keine Betreuung oder Beratung für Essstörungen, egal, welcher Art. Dieser Kurs liefert Impulse, kombiniert mit Ernährungswissen. Er ersetzt weder einen Arztbesuch noch eine Sitzung mit einem Therapeuten oder einer Therapeutin. Wir verbringen Zeit miteinander, und wir gehen die ersten 30 Tage deines Abnehmweges zusammen: du und ich. Danach wird deine Reise weitergehen, denn dieses Buch ist keine Crash-Diät, die schnelle Erfolge verspricht. Versprechen kann ich nur, dass ich in den kommenden 29 Tagen für dich da bin.

Ach ja, und ich sage du. Warum? Tja: Warum nicht? Für mich sitzen wir beide hier zusammen, wie in einem echten Gespräch unter Freunden oder guten Bekannten. Und ich teile meine Erfahrungen mit dir, als Mediziner, aber auch als Johannes Wimmer.

Für heute gibt es jetzt nur noch eine Aufgabe: Nimm dir heute Abend Zeit für dich und tu dir etwas Gutes. Das kann ein schöner Film sein, ein Spaziergang, eine Verabredung mit einem guten Freund, oder du gehst mal wieder ins Kino. Hab einfach eine richtig schöne Zeit.

Bis morgen! Ich werde da sein!

DEINE MOTIVATION

Überleg dir, warum du dein Leben verändern möchtest und was dich motiviert, das auch wirklich durchzuziehen. Schreib auf, warum du das wirklich willst.

ÜBERSCHRIFT: ICH MÖCHTE ABNEHMEN, WEIL / DAMIT …

DEINE ZIELE

Notier dein Zielgewicht und die Etappenziele auf dem Weg dorthin. Wenn du dir unsicher bist, wie viel du aktuell genau wiegst, warte mit dem Eintragen der Zahlen bis morgen. Oder nimm einen Bleistift und schätze dein Ausgangsgewicht schon mal.

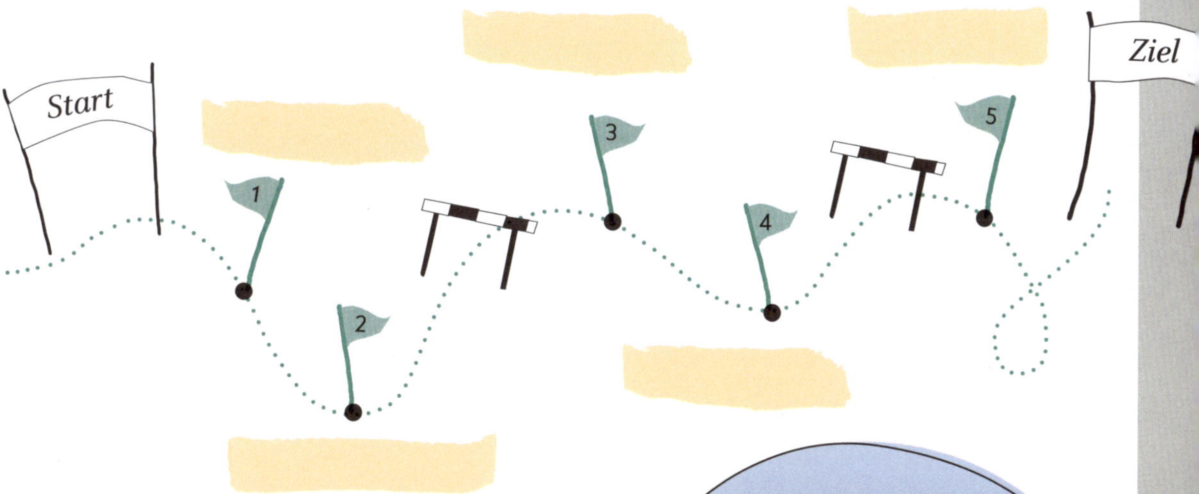

MEINE BELOHNUNGEN

ZIEL 1 _______________

ZIEL 2 _______________

ZIEL 3 _______________

ZIEL 4 _______________

ZIEL 5 _______________

Mein Tipp

Die Abstände zwischen den Etappenzielen sollten nicht zu groß sein. Optimal sind fünf Kilo.

Tag 2

Hinsehen ist besser als wegschauen.
Heute gucken wir uns an, wo du stehst.

Hallo, schön, dass du heute wieder hier bist. Gestern hast du deine Ziele festgelegt und somit den ersten Schritt gemeistert. Das ist sehr gut. Damit wir den Weg dorthin vernünftig dokumentieren können, stelle ich dir heute deine wichtigsten Werkzeuge beim Abnehmen vor. Man könnte auch sagen: Heute schauen wir der Wahrheit mal ganz offen ins Gesicht. Wir machen quasi eine Bestandsaufnahme. Ich weiß, das wird wahrscheinlich nicht ganz einfach. Nicht, weil es irgendwie kompliziert wäre oder so. Nein, weil es eben gar nicht so einfach ist, hinzusehen und sozusagen nackte Tatsachen zu schaffen. Aber es gibt zwei gute Gründe dafür.

GRUND 1: ES IST WICHTIG, DEN IST-ZUSTAND BEWUSST WAHRZUNEHMEN

Das mag etwas merkwürdig klingen, aber tatsächlich verlernen viele Menschen mit den Jahren, sich selbst im Blick zu behalten. Und vielleicht gehörst du zu dieser Gruppe. Zum Beispiel, wenn du dich schon seit vielen Jahren nicht mehr von Kopf bis Fuß im Spiegel betrachtet hast. Du weißt schon, so richtig, von allen Seiten, mit Licht an. Und weißt du, was dann passiert? Richtig: Du vergisst, wie du wirklich aussiehst. Klar, du siehst dich natürlich jeden Tag im Badezimmerspiegel, aber es bleibt dabei: Du schaust den Tatsachen nicht wirklich ins Gesicht. Aber so läuft's beim Thema Gesundheit eben nicht. Da ist Hinschauen immer besser als Wegsehen. Daher schauen wir heute einmal zusammen hin. Der zweite Grund ist ebenfalls superwichtig.

GRUND 2: OHNE BESTANDSAUFNAHME KEINE MESSBAREN VERÄNDERUNGEN

Wir wollen heute nicht nur unseren Körper genau betrachten, nein, wir wollen ihn auch in aller Ruhe ausmessen und wiegen. Denn nur, wenn du genau dokumentierst, wo und wie du gestartet bist, kannst du auch herausfinden, ob und was sich getan hat. Anders ausgedrückt: Du kannst genau sehen, wie sich dein Körper verändert und welche Erfolge du erzielst. Wir merken nämlich oft gar nicht, wie wir uns verändern, weil wir einfach so kritisch mit uns sind. Aber das Maßband lügt nicht, und ich garantiere dir, da wird sich schon bald etwas tun. Das wird sich nicht nur gut anfühlen, es wird dich auch wahnsinnig motivieren.

ES GEHT ANS MESSEN

Wir nehmen also ganz genau Maß, möglichst in Unterwäsche oder nackt. Den Bauchumfang misst du am besten morgens, wenn der Magen leer ist. Das gilt auch für den Gang auf die Waage. Und verwende gerne eine digitale Waage, dann hast du auch die Stellen nach dem Komma parat. Auf deinem Arbeitsblatt für heute kannst du alle Werte direkt eintragen. Arbeite den Plan am besten von Kopf bis Fuß ab: zuerst wiegen, dann Oberarme, Brustumfang, Taille, Bauchumfang, Hüftumfang und Oberschenkel messen. Merk dir, wo du jeweils Maß nimmst, zum Beispiel immer auf Höhe des Bauchnabels oder immer in der Mitte des Oberschenkels. Vielleicht machst du dafür Fotos mit deinem Smartphone.

Wenn du mit dem Maßnehmen fertig bist, geht es vor den Spiegel. Betrachte dich ganz in Ruhe von allen Seiten und schau dir genau an, wie du hier und heute aussiehst. Das bist du. Das ist dein toller, starker Körper, der dich so lange treu begleitet und durchs Leben trägt. Der hat schon eine ganze Menge geleistet, sage ich dir. Vermutlich trägt er dich schon seit ein paar Jahrzehnten, ohne groß zu meckern. Und nun hast du dich dazu entschlossen, ihm ein bisschen Gewicht abzunehmen, damit er es in Zukunft etwas leichter hat. Das ist eine wunderbare Entscheidung, denn du tust das für die Person, die du jetzt gerade im Spiegel siehst. Und das bist du: der wichtigste Mensch in deinem Leben!

So, und wenn du Lust hast, kannst du dir jetzt noch mal dein Smartphone schnappen und dich von allen Seiten fotografieren, und zwar so, dass der ganze Körper zu sehen ist. Von allen Seiten – natürlich ohne den Bauch einzuziehen. Also ganz entspannt und locker. Ich weiß, das ist wahrscheinlich nicht ganz einfach, vor allem, wenn du dich gerade nicht besonders wohl in deiner Haut fühlst. Aber auch hier gilt: Wir brauchen diese Bilder für die Dokumentation. Um die Veränderungen besser erkennen zu können, für den Vorher-nachher-Beweis. Und ganz wichtig: Bitte, bitte lächle auf den Fotos. Auf den Bildern ist nämlich nicht dein Feind zu sehen, sondern dein bester Freund. Dein cooler Körper, der dich schon so lange begleitet und dir wertvolle Dienste leistet. Das ist hier kein Kampf gegen ihn – sondern eine gemeinsame Reise, auf die ihr euch zusammen begebt, als Team. Also: Auf geht's, und lächeln nicht vergessen.

Dir ist nach dem ganzen Messen und Dokumentieren eher nach Weinen zumute? Auch das ist in Ordnung. Unsere Gefühle gehören zu uns, die guten wie die schlechten. Und ja, es kann weh tun, all diese Zahlen schwarz auf weiß zu sehen. Vor allem, wenn man ganz optimistisch mit anderen Ergebnissen gerechnet hat. Aber weißt du was? Du bist jetzt hier, um etwas zu verändern und deiner Gesundheit einen wertvollen Dienst zu erweisen. Denn egal, ob du 5, 25 oder 45 Kilo abnehmen möchtest: Sich gesund zu ernähren und an ein paar Stellschrauben im Leben zu drehen, ist klasse. Es ist genau der richtige Weg zu einem gesunden Leben. Und du gehst diesen Weg – also sei bitte ganz, ganz stolz auf dich.

Bevor du jetzt denkst, dass du dieses Prozedere jeden Tag wiederholen musst – so ist es natürlich nicht. Ich möchte dich sogar darum bitten, bis Tag 9 nicht mehr auf die Waage zu gehen und auch das Maßband in der Schublade zu lassen. Ja, ich weiß, man hofft immer darauf, dass man am dritten Tag schon fünf Kilo abgenommen hat – aber das wird leider nicht passieren. Also kannst du dir die Enttäuschung ersparen und die Waage für diese Woche entspannt ignorieren. Stattdessen tust du dir heute Abend etwas Gutes. Vielleicht eine Runde um den Block oder ein Telefonat mit einer Freundin. Das tut mir immer richtig gut, wenn ich einen langen und anstrengenden Tag hatte. Ein langer Spaziergang oder Zeit mit Herzensmenschen – die besten Energiequellen überhaupt. Und vielleicht sprichst du mit deinen Liebsten über dein Vorhaben, Gewicht zu verlieren. Das ist eine richtig gute Idee! Andere Menschen mit ins Boot zu holen, kann nämlich wunderbar helfen. Einfach, weil man seine Gedanken teilen kann, weil sie uns aufbauen, weil sie da sind, wenn wir Hilfe und Unterstützung brauchen – äh, oder auch mal einen Arschtritt ... Und weil es immer schön ist, wenn man die Abenteuer, die man auf einer Reise erlebt, mit anderen teilen kann.

So, und wir – wir sehen uns morgen wieder.

DEIN IST-ZUSTAND

Der erste Schritt auf dem Weg zum Ziel ist die Dokumentation des Ist-Zustandes. Also: Schnapp dir deine Waage und dein Maßband und miss dich einmal von Kopf bis Fuß ganz genau aus.

1. ……………
2. ……………
3. ……………
4. ……………
5. ……………
6. ……………

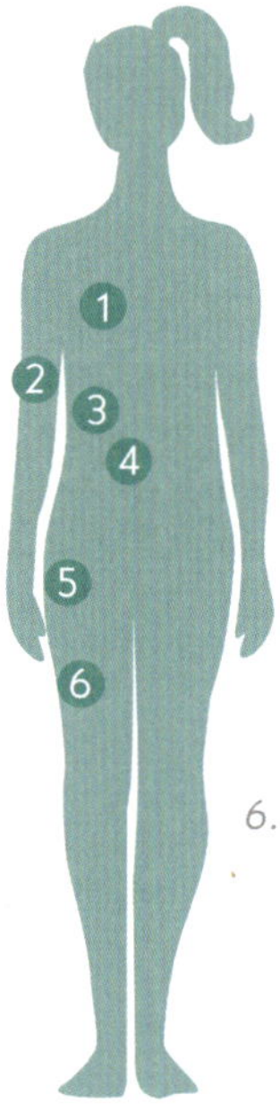

1. BRUST: direkt über der Brustwarze
2. ARM: dickste Stelle am Oberarm
3. TAILLE: schmalste Stelle zwischen Bauchnabel und Brust
4. BAUCH: dickste Stelle, ca. über dem Bauchnabel
5. HÜFTE: breiteste Stelle zwischen Bauch und Oberschenkel
6. BEIN: dickste Stelle am Oberschenkel

MEIN GEWICHT AM: ……………
IN KG: ……………

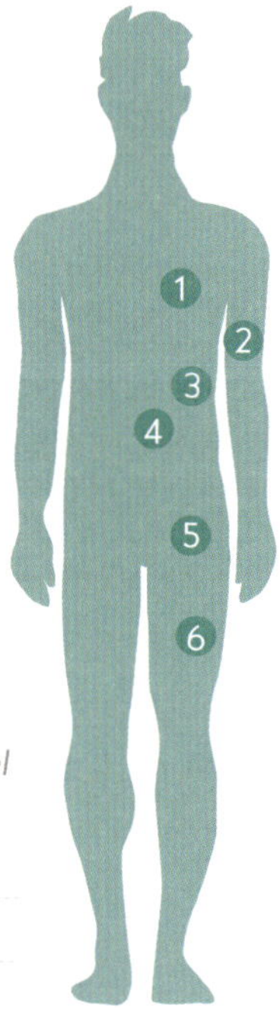

1. ……………
2. ……………
3. ……………
4. ……………
5. ……………
6. ……………

Mein Tipp

Werte in Unterwäsche nehmen, damit sie nicht durch Kleidung verfälscht werden. Bauchumfang und Gewicht morgens messen, nach dem ersten Gang auf die Toilette.

Tag 3

Du bist der Architekt deines Körpers – und nur du allein entscheidest, was du isst.

Hi, schön, dass du da bist. Heute ist Tag 3 unserer gemeinsamen Reise – und ich kann dir jetzt schon verraten: Heute geht's ans Eingemachte, wie man so schön sagt, denn in dieser Einheit verrate ich dir, wie man wirklich abnimmt. Und zwar mit einer bombensicheren Methode, die wirklich jede und jeder im Alltag umsetzen kann. Ein Weg, den du locker durchziehen kannst, weil du alles essen darfst, was du möchtest. Ja, ich weiß, das klingt eigentlich ein bisschen zu schön, um wahr zu sein, oder? Aber es stimmt. Denn auf deinem ganz persönlichen Weg zum Wohlfühlgewicht entscheidest selbstverständlich du allein, was du isst. Aber Achtung – jetzt kommt der springende Punkt: Du kannst alles essen, was du möchtest – wenn du dich an dein Kalorienbudget hältst. Man könnte auch sagen: Wenn du weniger Kalorien aufnimmst, als du verbrennst. Und wie viele Kalorien du aufnimmst, hängt davon ab, was du isst. Kalorie – Abkürzung cal – ist die Einheit für Energie in Lebensmitteln (auch als Brennwert bezeichnet).

Aber warum sollen wir weniger Kalorien aufnehmen, als wir verbrennen? Das verrate ich dir gerne: Um ein Kilo echtes Fett zu verlieren, musst du 7000 Kalorien einsparen oder extra verbrennen, zum Beispiel durch mehr Bewegung. Bis du das allein mit Sport erreicht hast, vergehen aber leider seeehr viele Stunden. Deshalb heißt es: Abgenommen wird in der Küche. Und zwar indem du deine Ernährungsgewohnheiten so umstellst, dass du täglich um die 500 Kalorien einsparst. In sieben Tagen ergibt das 3500 eingesparte Kalorien. Das heißt, du nimmst pro Woche etwa ein halbes Kilo echtes Fett ab. Nach zwei Wochen ist es dann schon ein ganzes Kilo. Klingt doch mega, oder? Bleibt nur die Frage, wie man auf diese 500 Kalorien weniger am Tag kommt – und von welcher Ausgangszahl man diese 500 Kalorien abzieht. Wir gehen das jetzt mal zusammen durch:

Dein täglicher **Gesamtkalorienbedarf** hängt von deinem Geschlecht, vom Alter, von deiner Größe, deinem Gewicht und der Intensität deiner täglichen Bewegung ab, also zum Beispiel von deiner Arbeit. Ist ja auch logisch: Ein Mensch, der jeden Tag auf dem Bau oder in der Landwirtschaft ackert, verbrennt einfach mehr Kalorien als jemand, der acht Stunden täglich im Büro sitzt. Aber wie findet man heraus, wie hoch dieser Gesamtkalorienbedarf ist? Ich verrate es dir. Schnapp dir schon mal einen Taschenrechner, einen Stift und das Arbeitsblatt für heute.

Zuerst ermitteln wir den **Grundumsatz**, das ist die Menge an Energie, die dein Körper täglich braucht, um im absoluten Ruhezustand funktionieren zu können. Auf dem Arbeitsblatt findest du die Formel, mit der du deinen Grundumsatz berechnen kannst.

Du liegst allerdings nicht den ganzen Tag auf dem Sofa, sondern bist auch unterwegs, gehst arbeiten, triffst Freunde – an dieser Stelle kommt der sogenannte **Leistungsumsatz** ins Spiel. Das ist die Energiemenge, die der Körper innerhalb eines Tages benötigt, um Arbeit und Privatleben auf die Kette zu bekommen. Also alles, was über den Grundumsatz hinausgeht. Um diesen Leistungsumsatz auszurechnen, brauchen wir den **PAL-Wert**, er steht für das **P**hysical **A**ctivity **L**evel, also für den Grad der körperlichen Aktivität. Der PAL-Wert gibt an, mit welcher Zahl der Grundumsatz multipliziert werden muss, um den Gesamtkalorienbedarf auszurechnen. Auf dem Arbeitsblatt sind die PAL-Werte für verschiedene Aktivitätslevel – Arbeit und Freizeit – aufgeführt. Nun musst du nur noch schauen, was auf dich zutrifft, wie lange du die Tätigkeit ausübst, und alles in die Formel dazu eingeben. Der PAL-Faktor wird nun mit unserem Grundumsatz multipliziert. Das Ergebnis ist der durchschnittliche Gesamtenergiebedarf für einen Tag.

Damit weißt du, wie viele Kalorien dein Körper pro Tag verbrennt. Das bedeutet: Isst du mehr als das, nimmst du zu, isst du weniger, nimmst du ab. Hält es sich die Waage, bleibt alles, wie es ist. Ganz einfache Mathematik, auch wenn es im ersten Moment etwas abschreckend wirkt.

Damit kommen wir auch schon zurück zu unserem Kaloriendefizit. Ziehe jetzt 500 Kalorien von deinem Gesamtenergiebedarf ab, und schon hast du dein ganz persönliches Tagesbudget, das du nach Lust und Laune füllen kannst. Ein Kaloriendefizit von mehr als 500 Kalorien kann ich dir übrigens nicht empfehlen, denn dann schaltet dein Körper über kurz oder lang in den Panik-Modus und schraubt irgendwann eigenständig den Grundumsatz runter. Und das wollen wir natürlich nicht. Dein persönliches Tagesbudget zum Abnehmen sollte auf jeden Fall über dem Grundumsatz liegen, so garantieren wir, dass unser Körper alles hat, was er braucht, um gut zu funktionieren.

Wenn dir das alles zu kompliziert ist, kannst du dir deinen Gesamtenergiebedarf übrigens auch ganz easy online ausrechnen lassen. Einfach mal in die Suchmaschine eingeben.

So – was können wir nun mit unserem täglichen Kalorienbudget anfangen? Ich muss da immer an einen Architekten denken. Wenn der ein Haus plant, dann hat er auch nur ein gewisses Budget zur Verfügung, und damit muss er auskommen. Fundament, Mauern, Dach, Türen und Fenster – das muss alles vernünftig eingeplant werden. Und im Prinzip ist es so auch bei uns. Nehmen wir an, wir haben ein Kalorienbudget von 1700 Kalorien. Damit müssen wir den Tag über auskommen. Also überlegen wir uns, was wir mit unseren 1700 Kalorien anstellen wollen. Verboten ist nichts, aber es ist natürlich sinnvoll, nicht alles schon beim Frühstück zu verschleudern, sondern die Kalorien auf mindestens drei Mahlzeiten aufzuteilen, also Frühstück, Mittag- und Abendessen.

Wir können die 1700 einfach durch drei dividieren, das macht 567 Kalorien pro Mahlzeit. Oder du planst morgens 350, mittags 700, abends 650 Kalorien ein. Oder du möchtest auf deinen Nachmittagssnack nicht verzichten und rechnest morgens 250, mittags 600 und abends 550 Kalorien – schon hast du 300 Kalorien eingespart, die du investieren kannst. Und wie gesagt: Theoretisch ist nichts verboten. Aber – und jetzt kommt das große ABER: Ungesunde Sachen kommen meistens mit vielen Kalorien und einer geringen Menge daher: Mit einem Haps sind die Kalorien im Mund – und du bist garantiert noch nicht satt. Angenommen, du hast fürs Abendessen noch 200 Kalorien übrig, möchtest aber natürlich nicht mit knurrendem Magen schlafen gehen. Was stellst du nun mit den 200 Kalorien an? Das alles hier könntest du dir jetzt genehmigen:

- 40 GRAMM SCHOKORIEGEL
- 59 GRAMM FRUCHTGUMMI
- 76 GRAMM TK-SALAMI-PIZZA
- 89 GRAMM LAUGENBREZEL

- 285 GRAMM GRÜNE WEINTRAUBEN
- 1,3 KILO SALATGURKE
- 1,5 KILO EISBERGSALAT

Du siehst: 200 Kalorien können in Form eines Schokoriegels im Mund verschwinden, oder du kannst 1,5 Kilo Salat zum gleichen Preis verdrücken. Und das ist klar: Wenn du richtig Hunger hast, und dein Magen leer ist, dann füllen die 1,5 Kilo Salat deinen Magen rein mengentechnisch deutlich besser aus, während die 40 Gramm Schokoriegel nur ein Tropfen auf den heißen Stein sind. Um ein Gefühl dafür zu bekommen, wie viel von etwas wie viele Kalorien hat, müssen wir uns damit auseinandersetzen. Damit du das im Alltag ganz einfach hinbekommst, brauchst du nur zwei Dinge: ein Smartphone und eine digitale Küchenwaage. Sie helfen dir, herauszufinden, wann dein Kalorienbudget aufgebraucht ist. Zur Berechnung gibt es heute jede Menge Apps. Da kann man alle Lebensmittel finden, die es gibt. Man wiegt die Menge ab und trägt ein, was man gegessen hat. Einfacher geht's nicht.

Das Tolle ist: Auf diese Weise lernst du ganz nebenbei, was eigentlich in Lebensmitteln steckt. Wie viel Fett, Kohlenhydrate und Eiweiß, wie viel Zucker, wie viele Kalorien. Und du lernst: Hey, da ist weniger Mist drin als dort. Damit beginnt der Lernprozess und du eignest dir ein tiefes Verständnis für Lebensmittel an. Und genau da wollen wir hin.

So, das war's für heute, bis morgen!

DEIN KALORIENBUDGET

Dein täglicher Gesamtkalorienbedarf setzt sich aus deinem Grundbedarf und deinem Leistungsumsatz zusammen. Die Formeln rechnest du am besten mit dem Taschenrechner aus, dann hast du es leichter. Dabei gilt Punkt vor Strich, das heißt, die Werte in der Klammer müssen zuerst ausgerechnet werden.

1. DIE FORMELN FÜR DEN GRUNDUMSATZ

GRUNDUMSATZ FÜR FRAUEN

655,1 + (9,6 x Gewicht in kg) + (1,8 x Größe in cm) - (4,7 x Alter in Jahren)

⇨ *Dein Grundumsatz:*

GRUNDUMSATZ FÜR MÄNNER

66,47 + (13,7 x Gewicht in kg) + (5 x Größe in cm) - (6,8 x Alter in Jahren)

⇨ *Dein Grundumsatz:*

2. DER PAL-WERT

DER DURCHSCHNITTLICHE PAL-WERT ERGIBT SICH AUS DIESER FORMEL:

(0,95 x Stunden/Schlaf) + (PAL-Arbeit x Stunden/Arbeit) +
(PAL-Freizeit x Stunden/Freizeit)

____

____

⇨ *Dein durchschnittlicher PAL-Wert:* ______________________________

DEN PAL-ARBEIT UND DEN PAL-FREIZEIT ENTNIMMST DU DIESEM KASTEN:

PAL 1,2: ausschließlich sitzend oder liegend **PAL 1,4-1,5:** ausschließlich sitzende Tätigkeit (Bürojob); wenig körperliche Aktivität in der Freizeit **PAL 1,6-1,7:** überwiegend sitzende Tätigkeit, zum Teil gehend/stehend (Studierende, Schüler) **PAL 1,8-1,9:** überwiegend gehend/stehend (Einzelhandel, Gastro, Handwerk); moderate sportliche Aktivität in der Freizeit **PAL 2,0-2,4:** körperlich anstrengender Beruf (Baugewerbe); viel unterwegs in der Freizeit, Leistungssport

DAS ERGEBNIS DER PAL-FORMEL TEILST DU NUN DURCH 24.

⇨ *Durchschnittlicher PAL-Wert:* ______________ *: 24 =* ______________

DIESES ERGEBNIS MULTIPLIZIERST DU MIT DEINEM GRUNDUMSATZ (S. O.).

Durchschnittlicher PAL-Wert/Tag x Grundumsatz = Gesamtenergiebedarf/Tag

____

____

____

⇨ *Dein Gesamtenergiebedarf/Tag:* ______________________________

Tag 4

Heute erfährst du alles Wichtige über eine gesunde und ausgewogene Ernährung.

Hallo, schön, dass du wieder da bist. Heute ist Tag 4 auf deinem Weg zum Wohlfühlgewicht, und ich muss wirklich sagen: Wir haben schon einiges hinter uns, obwohl wir eigentlich gerade erst loslegen. Aber wie sagt man so schön: Eine gute Planung ist die halbe Miete. Seit gestern kennst du dein persönliches Kalorienbudget, das du von nun an nach Lust und Laune verbraten kannst. Aber du weißt ja: Es ist sinnvoll, dass du versuchst, grundsätzlich gesund zu essen. Sonst wärst du ja nicht hier, oder? Schauen wir uns also an, wie man sich denn überhaupt gesund ernährt.

GEMÜSE

Gemüse ist nicht nur super lecker, sondern auch sehr, sehr gesund und in fast allen Fällen kalorienarm. Zudem steckt es bis oben hin voll mit guten Sachen, wie Vitaminen, Mineralstoffen und sekundären Pflanzenstoffen. Und egal, für welches du dich entscheidest – es ist eigentlich immer super für eine gesunde, langfristige Gewichtsabnahme und für die Versorgung deines Körpers. Gemüse darf also auf jeden Fall reichlich auf deinen Teller, am besten aus regionalem Anbau und in Bio-Qualität.

OBST

Auch Obst steckt bis oben hin voller Nährstoffe, die unser Körper braucht, um gut drauf zu sein und gesund zu bleiben. Aber hier gilt ganz klar: Weniger ist mehr. Die Deutsche Gesellschaft für Ernährung empfiehlt maximal zwei Portionen Obst am Tag. Eine Portion sind rund 125 Gramm oder so viel, wie in eine Hand passt. Obst enthält nämlich nicht nur Vitamine und Co., sondern zum Teil auch ordentlich Fruchtzucker (Fruktose). Das klingt zwar hübsch, ist am Ende aber ein Zucker. Und zu viel davon bringt bekanntlich nichts Gutes mit sich. Studien haben zum Beispiel gezeigt, dass eine erhöhte Fruktoseaufnahme zu einer Fettleber führen und Fettstoffwechselstörungen, Typ-2-Diabetes und Bluthochdruck begünstigen kann. Außerdem befindet sich die Fruktose nicht nur im Obst, nein, sie ist auch in der Lebensmittelindustrie extrem beliebt und steckt mittlerweile in zahlreichen Produkten, vom Fertiggericht über Wellnessdrinks bis zum Schokoriegel. Und natürlich in Säften und Smoothies. Wenn du all das nun regelmäßig auf dem Speiseplan stehen hast – tja, dann wird's irgendwann problematisch. Daher empfehle ich dir, es bei den zwei Portionen Obst am Tag zu belassen. Und klar: Egal, in welcher Form Obst daherkommt: Es enthält natürlich Kalorien, die du in dein Budget einplanen musst.

GETREIDE

In diversen Diät-Programmen sind kohlenhydratreiche Lebensmittel, wie Brot, Brötchen und Pasta tabu, weil sie dick machen. So einfach ist es aber nicht, denn Getreide und auch Kohlenhydrate sind ja nicht per se schlecht für uns. Im Gegenteil: Kohlenhydrate in Form von Stärke machen Getreideprodukte (und übrigens auch Kartoffeln) zu einer wichtigen Energiequelle. Außerdem enthalten sie hochwertiges Protein, also Eiweiß, und liefern viele Vitamine und Mineralstoffe, vor allem B-Vitamine, Eisen, Zink und Magnesium, sowie Ballaststoffe und sekundäre Pflanzenstoffe. Aber das gilt im Prinzip nur für die Vollkorn-Varianten. Also Vollkornmehl, Vollkornbrot, Vollkornnudeln und Co. Sie werden nämlich aus dem ganzen Getreidekorn hergestellt, also samt Schale und Keimling, und sind deshalb reich an wertvollen Inhaltsstoffen. Ihre Kolleginnen und Kollegen aus Weißmehl haben nicht mehr so viel zu bieten, darum solltest du Weißbrot, Toastbrot, Brötchen und Weizenmischbrot lieber im Regal liegen lassen, genau wie Zwieback, Croissants, Hartweizennudeln und geschälten Reis. Von Vollkornprodukten kannst du dir ruhig die eine oder andere Portion gönnen, aber in Maßen. Denn sie enthalten natürlich Kalorien. Und wenn man zum Abendessen nicht nur eine Scheibe Brot isst, sondern vier oder fünf – dann läppert sich das ganz schnell. Also: Wenn du ein Fan von Brot und Co. bist, dann solltest du immer schön abwiegen, damit du ein Gefühl dafür bekommst, was du da genau isst.

MILCHPRODUKTE

Milchprodukte enthalten hochwertiges Protein, das für den Aufbau und Erhalt der Muskeln wichtig ist. Darüber hinaus liefern sie unter anderem Vitamin B_2 und Calcium. Wenn du sie verträgst, kannst du dir also gerne jeden Tag eine Portion gönnen, zum Beispiel in Form von Naturjoghurt, Buttermilch, Kefir oder Magerquark. Aber Vorsicht: In nahezu allen Frucht- und Schoko-Varianten aus dem Supermarkt steckt ordentlich Zucker – und du weißt, der tut dir ganz und gar nicht gut. Daran ändern auch die Angaben „ohne Zusatz von Kristallzucker“ oder „ohne

Zuckerzusatz" nichts, denn dann wurde häufig Fruchtzucker verwendet, also Fruktose, und darüber haben wir ja gerade schon beim Obst gesprochen. Wenn du also Lust auf Fruchtjoghurt hast, dann machst du ihn am besten selbst, aus Naturjoghurt und einer Handvoll Früchten – und weißt dann ganz genau, was du isst.

FLEISCH, FISCH, WURST UND EIER

Das Wichtigste zuerst: Wenn du Fleisch, Fisch und Eier essen möchtest, dann kannst du das selbstverständlich tun. Wenn du darauf verzichten möchtest, ist das auch in Ordnung. Ich persönlich versuche, weniger tierische Produkte zu essen – und wenn, dann von hoher Qualität, also bio. Grundsätzlich entscheidet das aber natürlich jeder Mensch selbst. Aber was steckt denn nun überhaupt drin in diesen Produkten? Also: Sie enthalten schon mal hochwertiges Protein, also Eiweiß. Fleisch liefert darüber hinaus vor allem verschiedene B-Vitamine, Eisen und Zink. Doch auch einige unerwünschte Begleitstoffe wie zum Beispiel gesättigte Fettsäuren und Cholesterin. Die Deutsche Gesellschaft für Ernährung empfiehlt daher, in der Woche nicht mehr als 300 bis 600 Gramm Fleisch und Wurst zu essen. Vor allem bei der Wurst würde ich sparsam bleiben, denn mittlerweile haben Studien belegt, dass der Konsum von verarbeitetem Fleisch zum Beispiel die Häufigkeit von Krebs, Herz-Kreislauf-Erkrankungen sowie Diabetes erhöht. Aber es spricht nichts dagegen, ab und zu mal ein Schinkenbrot oder ein Steak zu essen. Ich habe mir schon länger angewöhnt, pflanzliche Aufstriche und Gemüse auf mein Brot zu geben. Oder auch mal ein leckeres Bio-Ei. Darin steckt viel Gutes, zum Beispiel Eiweiß, Vitamine und Mineralstoffe, es ist aber auch fett- und cholesterinreich, weshalb du jetzt nicht jeden Tag fünf Stück essen solltest. Ein- bis zweimal wöchentlich darf gerne eine Portion Fisch auf deinem Speiseplan stehen, zum Beispiel Lachs, Makrele und Thunfisch, denn sie sind gute Lieferanten für die lebenswichtigen Omega-3-Fettsäuren, die unser Körper nicht selbst herstellen kann und die wir über unsere Ernährung aufnehmen müssen. Beim Fisch empfehle ich, auf nachhaltigen Fischfang beziehungsweise nachhaltig betriebene Aquakulturen zu setzen. Und nicht vergessen: Fleisch, Fisch, Eier und jede noch so hauchzarte und unschuldig aussehende Scheibe Wurst haben – du ahnst es – Kalorien. Aber das Gute ist: Sobald du mit Hilfe der App herausgefunden hast, was wo drinsteckt, merkst du auch schnell, wo du clever austauschen kannst. Statt einer Scheibe Salami, die um die 58 Kalorien hat, nimmst du dann vielleicht lieber eine Scheibe Lachsschinken, die hat nämlich nur 12 Kalorien. Oder du packst eine Tomate aufs Brot und notierst dir nur 3 Kalorien. Ich sag's ja: reine Mathematik.

FETTE

Fettsäuren haben ja eher einen schlechten Ruf und viele Menschen, die gerne abnehmen möchten, streichen als Erstes alles, was irgendwie fettig ist, vom Speiseplan. Aber: Das musst du gar nicht, denn die meisten Fette sind sehr gesund für dich, und dein Körper braucht sie sogar, um reibungslos zu funktionieren. Fett versorgt uns zum Beispiel mit Energie, und Nahrungsfette sind an zahlreichen Prozessen im Körper beteiligt. Wir brauchen sie zum Beispiel, um fettlösliche Vitamine aufzunehmen. Einige Fette, die sogenannten essentiellen Fettsäuren, müssen wir sogar mit der Nahrung aufnehmen, weil unser Körper sie nicht selbst herstellen kann. Dazu gehören zum Beispiel die essentiellen Fettsäuren Omega-3 und Omega-6, die vom Körper für den Aufbau der Zellmembranen und zur Steuerung lebenswichtiger Prozesse benötigt werden. Diese Fette darfst du also sehr gerne essen. In die Kategorie der guten Fette fallen zum Beispiel Oliven-, Raps-, Lein-, Kokos- oder Walnussöl, aber auch Erdnuss- und Traubenkernöl kannst du ruhig mal probieren. Du solltest allerdings ein bisschen Zeit in die Recherche investieren, denn nicht jedes Öl kann für die warme Küche verwendet werden. Apropos warme Küche: Wenn du abnehmen möchtest, solltest du natürlich darauf achten, dein Essen nicht in Öl zu ertränken. Dosiere es am besten mit einem Teelöffel. Da passen ungefähr fünf Milliliter Öl drauf, das sind etwa 43 Kalorien. So kannst du genau kontrollieren, wie viel Fett in deinem Essen landet und wie viel du dafür in deinem Budget einplanen musst.

Und natürlich gibt es auch noch eine Fett-Gruppe, von der ich dir aus ernährungsmedizinischer Sicht eher abraten möchte: Das sind die sogenannten Transfette. Sie entstehen, wenn ursprünglich gesundes Pflanzenöl industriell gehärtet wird. Dabei wird aus flüssigem Öl ein schmierfähiges Fett. Transfette entstehen auch, wenn Öl über längere Zeit sehr stark oder mehrmals erhitzt wird, zum Beispiel in der Fritteuse. Das heißt unterm Strich: Fertiggerichte, Frittiertes, Fast Food, Backwaren, Snacks, Margarine – da können überall Transfette drin sein. Auf der Verpackung steht dann oft „enthält gehärtete Fette“ oder „pflanzliches Fett, z. T. gehärtet“. Und diese Transfette, die haben es leider in sich. Essen wir die zu oft, kann das die Blutfettwerte nämlich so richtig ruinieren und langfristig zu Ablagerungen in den Gefäßwänden führen, also zu Arteriosklerose, die wiederum das Risiko für Herzinfarkt, Schlaganfall und andere Durchblutungsstörungen erhöht. Klar, das passiert nicht, wenn du ab und zu mal eine Portion Pommes isst – aber wenn sich die Transfette im Alltag läppern, zum Beispiel, weil du viele Fertigprodukte isst, dann könnte es sein, dass sich deine Blutfettwerte ungünstig entwickeln. Wenn du mich fragen würdest, wie ein gesunder Umgang mit Fett aussieht, dann würde ich dir also sagen: Setz auf hochwertige pflanzliche Öle, die sind gut und wichtig für deinen Körper, aber lass alle Fertigprodukte im Supermarkt und versuche auch sonst, den Transfetten weiträumig aus dem Weg zu gehen.

ZUCKER

Ich habe ja versprochen, dass bei deiner Ernährungsumstellung keine Lebensmittel verboten sind, und wenn du dir regelmäßig deinen Schokoriegel gönnen möchtest, dann mach das. Aus ernährungsmedizinischer Sicht kann ich dir aber nur empfehlen, es ohne zu versuchen. Ein hoher Konsum von Zucker fördert Übergewicht und damit verbundene Erkrankungen, wie zum Beispiel Typ-2-Diabetes. Und genau davon wollen wir ja weg. Zudem hat Zucker leider auch ein ziemlich hohes Suchtpotenzial. Wenn wir einmal damit anfangen, verlangt unser Körper immer mehr davon. Du kennst das wahrscheinlich von der Pralinenschachtel, die du erst wieder wegstellen kannst, wenn sie leer ist. Und selbst dann kommt nach kurzer Zeit schon wieder der nächste Jieper. Warum ist das so? Essen wir Lebensmittel, die viel Zucker enthalten, dann steigt der Blutzuckerspiegel sprunghaft an. Damit er schnell wieder ins Gleichgewicht kommt, also schnell wieder abfällt, schüttet die Bauchspeicheldrüse große Mengen Insulin aus. Sobald er dann wieder unten ist, haben wir eben wieder Hunger – oder anders ausgedrückt: Heißhunger. Und zwar nicht auf Salat und Gemüsepfanne, sondern auf Süßes, Salziges, Fettiges, also auf Fast Food, Fertiggerichte und Süßigkeiten. Da ist dann wieder Zucker drin, und das Ganze beginnt von vorn. Einen letzten Tipp habe ich noch zum Thema Zucker: Beim Einkaufen solltest du immer auf die Zutatenliste schauen. Denn gerade in Fertigprodukten steckt gerne mal eine gehörige Portion Zucker, auch wenn man ihn dort gar nicht vermuten würde, weil man ja eigentlich etwas Herzhaftes isst. Wenn übrigens in der Zutatenliste in der Spalte „Kohlenhydrate, davon Zucker“ weniger als 5 Gramm Zucker auf 100 Gramm vermerkt sind, gilt ein Produkt als zuckerarm.

So – wir sind durch. Jetzt kennst du die Grundlagen einer gesunden Ernährung und weißt, welche Lebensmittel gut für dich sind und welche weniger super. Erlaubt sind alle, aber je gesünder und zuckerärmer deine Wahl ausfällt, desto besser. Und auch, wenn das heute viel Inhalt war – genau da wollen wir hin, dass du zum Experten oder zur Expertin für deine Ernährung wirst und weißt, was auf deinem Teller los ist. Denn dann hast du die Kontrolle und handelst überlegt. Du übernimmst Verantwortung. Und das ist der wichtigste Baustein auf dem Weg zum Wohlfühlgewicht. Dass du Verantwortung übernimmst und dich bewusst dafür entscheidest, gesund oder gesünder zu essen. Das ist nicht immer einfach, und es wird Momente geben, da wirst du gerne alle Fünfe gerade sein lassen wollen, aber ich weiß, dass du es schaffen kannst, dem zu widerstehen – oder es im Budget einzukalkulieren. Denn am Ende bist du der Architekt beziehungsweise die Architektin deines Körpers, und du bestimmst, was auf den Teller kommt, niemand sonst.

Für heute habe ich nur noch eine kleine Aufgabe: Schnapp dir das Aufgabenblatt für heute und schau dir meine Ernährungsbasics noch mal ganz genau an. Und dann versuche mal, danach zu kochen. Und nicht vergessen: alles abwiegen und in deine App eintragen, denn nur so lernst du, was in deinem Essen alles steckt.

Wir sehen uns dann morgen wieder!

GESUNDE ERNÄHRUNG – DIE BASICS

GEMÜSE

Je mehr, desto besser, am besten bio, regional, saisonal. Meine Favoriten unter 30 Kalorien pro 100 Gramm: Chinakohl, Radieschen, Tomaten, Feldsalat, Spinat, Gurke, Aubergine, Blumenkohl, Chicorée.

OBST

Maximal 2 Portionen am Tag (à 125 Gramm), am besten bio, regional, saisonal. Weniger Fruchtzucker enthalten: Beeren, Rhabarber, Grapefruit, Aprikose, Pfirsich, Limette, Zitrone.

MILCHPRODUKTE

Je natürlicher, desto besser. Meine Favoriten: Naturjoghurt, Skyr, Magerquark, Buttermilch, Kefir, Hüttenkäse, Harzer Käse, Ricotta, Mozzarella.

GETREIDE

Weniger ist mehr. Nur wo „Vollkorn“ draufsteht, ist auch Vollkorn drin.

FETTE

Auf hochwertige, pflanzliche Öle setzen. Mit einem Teelöffel abmessen. Meine Favoriten: Olivenöl, Leinöl, Rapsöl. Auf Transfette verzichten, also auf Frittiertes und Fertiggerichte.

ZUCKER

Je weniger, desto stabiler der Blutzuckerspiegel. Vorsicht vor verstecktem Zucker in Fertiggerichten und Co.

FLEISCH, FISCH, WURST UND EIER

Weniger ist mehr. Gerne auf Bioqualität setzen. Magere Stücke = weniger Kalorien. Panierte Varianten = mehr Kalorien.

Tag 5

Kleinere Portionen zu essen, ist gar nicht so schwer. Mit meinen Tricks klappt es.

Hi, schön, dass du wieder hier bist! Den wichtigsten Punkt für eine erfolgreiche Gewichtsabnahme haben wir an Tag 3 besprochen, da ging es um dein Kalorienbudget, das du jeden Tag nach Lust und Laune verplanen kannst. Am besten mit gesunden Lebensmitteln. Ich werde aber auch immer wieder gefragt, an welchen Stellschrauben man noch drehen kann, also abseits der Lebensmittelauswahl. Darum sprechen wir heute über kleine Tipps und Tricks, die unser Essverhalten betreffen.

STEIGE AUF KLEINERE TELLER UM

Wir essen zu Hause grundsätzlich nur von kleinen Tellern, egal, ob Frühstück, Mittag oder Abendessen. Wieso, kann ich dir ganz einfach erklären: Füllst du einen großen Teller zum Beispiel mit Vollkorn-Spaghetti, sind das etwa 300 Gramm und rund 400 Kalorien. Wenn du weniger essen willst und die Hälfte wegnimmst, sieht das nach einer super kleinen Portion aus. Packst du die halbe Portion aber auf einen kleinen Teller, hast du wieder einen Berg Spaghetti vor dir – und nur die Hälfte der Kalorien. Und du hast nicht das Gefühl, zu kurz zu kommen.

NIMM DIR BEWUSST ZEIT ZUM ESSEN

Man könnte auch sagen: Versuche, achtsam zu essen. Mit allen Sinnen, ganz in Ruhe, Bissen für Bissen. Versuche, die Konsistenz wahrzunehmen, die Gewürze, die unterschiedlichen Geschmacksrichtungen, den Duft. So hast du mehr von deinem Essen – und isst automatisch langsamer. Und das achtsame Essen – wo geht das am besten? Richtig, nicht vorm Fernseher, nicht am Smartphone, nicht mit einem Buch in der Hand. Lass dich nicht ablenken, sondern konzentriere dich aufs Essen. Denn es ist wirklich so: Wenn man nebenbei isst, merkt man quasi gar nicht, wie immer mehr Bissen im Mund landen. Und das ist doch eigentlich Mist, oder? Also: Lieber den Tisch hübsch decken, 'ne Kerze anzünden und dann ganz bewusst deine leckere Mahlzeit genießen.

ACHTE AUF DEIN ERSTES SÄTTIGUNGSSIGNAL

Es gibt einen Moment, in dem dein Magen während einer Mahlzeit sagt: „Ich bin satt." Normalerweise nehmen wir den durchaus kurz wahr – aber dann kommt auch schon die innere Stimme und flüstert: „Ach, die paar Bissen, die esse ich jetzt auch noch, und überhaupt: Es ist gerade sooo lecker, und der Tag war Mist, und eigentlich möchte ich jetzt gerne so richtig schön doppelt, dreifach satt sein und dann gemütlich auf dem Sofa wegschlummern." Na? Kommt dir das bekannt vor? Dann ignorierst du also auch ganz gerne mal die Signale deines Magens. Und genau das wollen wir jetzt nicht mehr machen. Denn ganz ehrlich: Der ätzende Tag wird auch nicht mehr besser, nur weil du so viel gegessen hast, dass du vor dem Fernseher ins Futterkoma fällst. Besser machen würde ihn ein Telefonat mit der besten Freundin, ein gutes Buch oder ein schönes Selfcare-Ritual. Aber ein Spaghetti-Koma? Nein. Also: Erlaube dir lieber, aufzuhören. Du kannst den Rest später essen, wenn du wieder Hunger hast. Oder morgen.

Versuche heute, deine Mahlzeiten so zu zelebrieren, wie wir es gerade besprochen haben. Hübsch angerichtet, auf einem kleinen Teller, bei Kerzenschein, ohne Ablenkung. Und dann: mit allen Sinnen genießen!

Tag 6

Manchmal muss man etwas Geliebtes gehen lassen, um sich zu entwöhnen.

Hey, toll, dass du wieder da bist. Die erste Coachingwoche ist ja fast um, und da dachte ich mir, es wird Zeit für die erste wirklich große Herausforderung. Ja, ich weiß, das gesamte Coaching hat es in sich, aber es ist nun einmal Fakt, dass dich dieser Weg immer wieder vor Herausforderungen stellen wird. Aber mal ehrlich: Allein, dass du hier in diesem Kurs bist, beweist ja schon, dass du keine Scheu davor hast.

Also: Ich möchte dir heute eine kleine Challenge vorschlagen, bei der du sehr, sehr gerne mitmachen kannst – aber natürlich nicht musst. Schließlich habe ich dir ja versprochen, dass du allein entscheidest, wie deine Reise aussieht. Aber ich freue mich, wenn du dabei bist bei meiner „Drei-Wochen-ohne-Challenge", die ab jetzt parallel zu diesem Coaching läuft. In den nächsten drei Wochen wollen wir ganz bewusst auf drei Dinge verzichten, die zu unseren absoluten Lieblingslastern gehören. Du ahnst es schon – ich spreche von Zucker, Fast Food und Fertiggerichten sowie Alkohol. Das machen wir, um uns von den darin enthaltenen ungesunden und dick machenden Inhaltsstoffen zu entwöhnen: Zucker, Zusatzstoffe, Transfette und Co. Das bedeutet nicht, dass du die Sachen nie mehr essen oder nie wieder Alkohol trinken darfst. Es geht bei dieser Challenge wirklich nur darum, einmal ganz bewusst zu sagen: „Drei Wochen ohne". Denn wenn du erst mal entwöhnt bist, kommt dir jedes Stück Schokolade, das du nach den drei Wochen wieder anrührst, ultrasüß vor. Und plötzlich reichen dir zwei, drei Stücke.

Warum wir auf Zucker, Fast Food und Fertiggerichte verzichten sollten, haben wir ja schon besprochen. Aber es tut dem Körper auch sehr gut, wenn wir mal eine Weile keinen Alkohol trinken. Denn:

1. Alkohol liefert 7,1 Kalorien pro Gramm. Dazu kommen die Kalorien, die der Drink selbst mitbringt. Die Sahne im Cocktail, die Cola im Mischgetränk, der Zucker im Sekt. Da kommt einiges zusammen. Satt machen die getrunkenen Kalorien aber nicht, im Gegenteil.
2. Alkohol macht Appetit. Wenn wir ein paar Drinks hatten, kommt die Lust auf Fast Food und andere Leckereien. Und das zu einem Zeitpunkt, wo unsere Hemmschwelle mit jedem Drink sinkt.
3. Alkohol hemmt den Fettabbau. Immer, wenn du ein Gläschen trinkst, ist dein Körper erst mal damit beschäftigt, den Alkohol wieder loszuwerden, anstatt die Fettpölsterchen in die Wüste zu schicken.
4. Alkohol ist ungesund. Er schadet dem ganzen Körper, und das nicht zu knapp. Leber, Gehirn, Herz, Magen, Bauchspeicheldrüse ... die mögen Alkohol alle gar nicht, und das lassen sie uns auch spüren. Leistungsfähigkeit, Gedächtnis, Konzentration und Schlaf leiden unter einem hohen Konsum, die Leber kann verfetten, und es kann zu Herzmuskelerkrankungen, Bluthochdruck oder Entzündungen kommen.

Fassen wir zusammen. In den kommenden 21 Tagen verzichten wir auf:

- **ZUCKER,** UND ZWAR IN JEDER HINSICHT, VON KEKS BIS KUCHEN
- **FAST FOOD UND FERTIGGERICHTE** UND MACHEN UM IMBISSBUDEN, BÄCKEREIEN, LIEFERDIENSTE UND FERTIGGERICHTE AUS DEM SUPERMARKT EINEN GROSSEN BOGEN
- **ALKOHOL,** EGAL, IN WELCHER FORM

Konzentrier dich stattdessen auf die Grundsätze der gesunden Ernährung, die wir an Tag 4 besprochen haben, und versuch, sie bewusst in deinen Alltag zu integrieren. Wenn du Gefahr läufst, schwach zu werden, hol ruhig noch mal die guten Gründe für deinen Abnehmweg heraus, die wir an Tag 1 aufgeschrieben haben.

Ich weiß, das hört sich wirklich nach einer großen Herausforderung an. Aber ich verspreche dir, du wirst dich schon nach der ersten Woche ohne den ganzen Kram besser fühlen. Und zwar körperlich und mental. Denn je weniger dein Körper von dem Mist verarbeiten muss, desto fitter wird er. Er bekommt dann nämlich nur noch tolle Sachen von dir, und das wird er dir danken. Das kann ich dir quasi garantieren. Außerdem kannst du jeden Tag wirklich super stolz auf dich sein, weil du mit jedem weggelassenen Stück Schokolade auch deinem Wohlfühlgewicht einen kleinen Schritt näher kommst. Und genau dafür lohnt es sich, bei dieser Herausforderung mitzumachen und stark zu bleiben, auch wenn dein Körper in den ersten Tagen sicher ganz und gar nicht begeistert davon sein wird. Aber wie gesagt: Ich weiß, du schaffst das.

So, und damit dir die Sache etwas leichterfällt, schnappst du dir dein Aufgabenblatt für heute. Darauf findest du eine Checkliste mit allen Lebensmitteln, von denen du dich jetzt besser trennen solltest – sicher ist sicher. Wir sehen uns morgen wieder, und zwar mit ein paar Durchhaltestrategien für die ersten Tage ohne Zucker und Co. Und dann hast du den ersten Tag der Challenge sogar schon hinter dir.

Mach's gut, bis morgen!

AUS DEN AUGEN, AUS DEM SINN!

Es ist, wie es ist: Was du nicht im Haus hast, das kann auch nicht deinen Namen rufen. Deine Aufgabe für heute lautet darum: Geh heute Abend noch mal ganz in Ruhe durch deine Küche, durch deine Speisekammer, den Kühlschrank, das Eisfach und natürlich auch durch deine Geheimschubladen und Notfall-Verstecke. Schnapp dir alles, von dem du sagst: Das möchte ich in Zukunft nicht mehr essen – und verschenk es an Freunde, Familie oder die Nachbarn.

Vorratsschrank

- OBSTKONSERVEN
- FERTIGGERICHTE
- TÜTENSUPPEN
- TÜTENSOSSEN
- MÜSLI-MISCHUNGEN
- CORNFLAKES
- KUCHEN
- KEKSE
- SCHOKOLADE
- FRUCHTGUMMI
- LAKRITZ
- SALZGEBÄCK
- CHIPS

Kühlschrank

- FERTIGSOSSEN
- FERTIGDRESSING
- REMOULADE
- FRUCHTAUFSTRICH
- SCHOKOCREME
- FRUCHTJOGHURT
- PUDDING
- FERTIGGERICHTE AUS DEM KÜHLREGAL

Kühlfach

- EISCREME
- TK-KUCHEN
- TK-TORTE
- TK-GEBÄCK
- TK-FERTIGGERICHTE
- TK-PIZZA
- TK-BAGUETTE

Getränke

- LIMONADE
- FRUCHTSÄFTE
- SMOOTHIES
- FRUCHTSAFT-SCHORLEN
- DIÄTGETRÄNKE (LIGHT, ZERO)
- SHAKES
- TRINK-MAHLZEITEN
- BIER
- WEIN
- SEKT
- SPIRITUOSEN

Tag 7

Mit diesen Strategien fällt dir der Verzicht leichter.

Hallo, schön, dass du wieder da bist. Gestern haben wir ja unsere „Drei-Wochen-ohne-Challenge" eingeläutet, und ich hoffe natürlich sehr, dass du dabei bist. Der Zuckerentzug ist für die meisten Menschen tatsächlich der schwierigste Part an der ganzen Sache, denn sagen wir es, wie es ist: Die süßen Verlockungen lauern einfach überall. Und sie fallen einem leider umso mehr auf, wenn man abnehmen möchte. Tja, und schon hängt der Himmel nicht mehr voller Geigen – sondern voller Schokoriegel. Und deine Gedanken kreisen nur noch um Zucker, Zucker, Zucker. Aber jetzt kommt die gute Nachricht: Du kannst es schaffen, auf Zucker zu verzichten. Mit den folgenden Tipps ist es ganz easy.

1. Bleib konsequent

Viele Menschen sagen sich: Ich muss mir ja nicht gleich alles verbieten, ich reduziere erst mal. Das klingt sinnvoll – aber wenn du dich wirklich entwöhnen möchtest, damit dir die Ernährungsumstellung leichterfällt, dann musst du es konsequent durchziehen und für eine gewisse Zeit sämtlichen Zucker streichen, inklusive Zuckerersatzstoffen und Süßstoffen. Ich weiß, das wird nicht ganz einfach, aber ich weiß auch, dass du das hinbekommst. Du hast an Tag 1 so viele Gründe gefunden, warum du Gewicht verlieren möchtest – daran kannst du dich festhalten. Und ich verrate dir was: Die ersten drei bis fünf Tage sind am schwersten, weil der Körper in dieser Zeit quasi einen Entzug durchmacht.

2. Stell dich auf Entzugserscheinungen ein

Ja, richtig gehört. Es ist leider gut möglich, dass du dich in den ersten drei bis fünf Tagen deines Zuckerentzugs nicht besonders wohlfühlst. Müdigkeit, Kopfschmerzen, Schwindel und Schlafstörungen gehören zu den häufigeren Symptomen, genau wie schlechte Laune. Das ist ganz normal, dein Körper reagiert auf die Umstellung. Aber deine Energie wird zurückkommen und auch die anderen Begleiterscheinungen werden ratzfatz verschwinden – und dann wirst du dich deutlich frischer und fitter fühlen. Bis dahin: Mach langsam und lass es entspannt angehen.

3. Hör nicht auf deine Süßhunger-Stimme

Sagen wir es, wie es ist: Deine Süßhunger-Stimme hat gar keinen Bock auf Zucker-Detox. Die hat Bock auf Schokobrunnen. Sie wird dich locken und versuchen, dich zu überzeugen. Sie wird dir sagen, dass ein Stück Schokolade noch niemandem geschadet hat und dass es doch gar nichts bringt, sich alles zu verbieten – und warum überhaupt gesund ernähren? Du fühlst dich doch gut! Aber ich verrate dir was: Deine innere Süßhunger-Stimme entscheidet nicht für dich. Du allein entscheidest, ob du etwas isst und was du isst. Niemand sonst. Und ich verspreche dir: Nach drei bis fünf Tagen ist die Sache ausgestanden. Dann bist du durch damit und deine innere Schoko-Stimme hält die Klappe.

4. Hör auf deine Bedürfnisse

Oft steckt hinter unserem Süßhunger etwas ganz anderes. Vielleicht ist dir gerade langweilig, oder du bist mega gestresst. Vielleicht bist du auch wütend oder traurig, vielleicht fühlst du dich einfach mies und nicht wohl in deiner Haut. Viele Menschen haben gelernt, diese unguten Gefühle mit Essen zu kompensieren, und eben häufig mit Süßem. Viel besser wäre aber, sich mit den Emotionen auseinanderzusetzen. Überlege dir also beim nächsten Süß-Jieper mal, warum du gerade so gerne naschen möchtest. Hör in dich hinein und schau, ob dahinter vielleicht ein ganz anderes Bedürfnis steckt. Vielleicht sehnst du dich in Wirklichkeit nach einem Anti-Stress-Ritual, weil du innerlich total angespannt bist. Oder du bist fix und alle vom Tag – und brauchst jetzt eigentlich 'ne Mütze Schlaf. Oder du fühlst dich einsam, und was wirklich helfen könnte, ist nicht die Schoki, sondern eine feste Umarmung eines Herzensmenschen.

5. Trink erst mal ein Glas Wasser

Das ist ganz einfach und sehr wirkungsvoll. Zum einen, weil wir fast alle viel zu wenig trinken. Zum anderen, weil uns das Trinken ablenkt. Allein das Aufstehen, das Wasser eingießen und das Trinken selbst bringt uns auf andere Gedanken. Vielleicht nur für einen kurzen Moment – aber mit Glück klappt es, und der Süß-Jieper ist danach überstanden.

6. Beweg dich

Wenn ich Lust auf Süßkram oder Chips bekomme, dann meistens aus Langeweile. Darum habe ich mir angewöhnt, etwas gegen die Langeweile zu tun: Ich bewege mich. Keine Panik, du musst jetzt nicht gleich ein Workout einlegen, und ich schicke dich auch nicht raus zum Joggen. Ich gehe meistens einfach eine Runde mit dem Hund oder allein spazieren. Wenn das nichts für dich ist – kein Problem, denn auch in der Wohnung kannst du dich bewegen. Wie wäre es zum Beispiel mit fünf Minuten Küche oder Wohnzimmer aufräumen, wenn dich der Süßhunger überfällt? Oder du nimmst dir eine Schublade deiner Kommode vor und räumst die auf? Ich garantiere dir: Der Süßhunger verfliegt dadurch sofort, denn dein Kopf beschäftigt sich dann einfach mit etwas anderem.

7. Halt Notfallsnacks bereit

Wenn nichts anderes hilft, greif zu einem Notfallsnack. Denn es gibt auch ein paar gesunde Snacks, die du im Notfall naschen kannst. Ich habe zum Beispiel immer ein paar Nüsschen im Haus, oder ich esse ein Schälchen Naturjoghurt mit einer Handvoll Beeren. Wenn du etwas mehr Zeit investieren möchtest, kannst du dir auch ein paar Gemüse-Chips machen oder etwas Rohkost schnippeln.

Damit kommen wir auch schon zum letzten Punkt für heute, und zwar zu deinem Aufgabenblatt. Wir überlegen uns jetzt nämlich eine richtig gute Heißhunger-Notfall-Strategie. Du hast ja schon jede Menge Ideen bekommen, wie du in Zukunft mit deinem Heißhunger und der Lust auf Süßes umgehen kannst. Überlege dir nun zehn ganz konkrete Dinge, die du tun kannst, wenn dich der Heißhunger erwischt. Und diese Liste legst du danach genau dorthin, wo dich der Süßhunger am häufigsten überfällt. In die Schublade im Büro, auf den Wohnzimmertisch, vor den Fernseher, in die Süßigkeitenschublade ... Und wann immer es dich in den kommenden Tagen, Wochen und Monaten erwischt, brauchst du nur einmal kurz auf deine persönliche Liste zu schauen und weißt dann sofort, was zu tun ist.

Egal, was auf deiner Liste steht: Ich weiß, du schaffst das. Vor allem, wenn du dich weiter an die gesunden Ernährungsbasics hältst, die wir besprochen haben. Denn wenn du so isst, sollte dein Blutzucker ohnehin relativ stabil bleiben, und der blöde Heißhunger wird schon bald passé sein. Also: Zieh es durch!

Wir sehen uns morgen wieder!

MEINE HEISSHUNGER-NOTFALL-STRATEGIE

Überleg dir, wie du in Zukunft mit Heißhunger umgehen möchtest. Ein gesunder Notfallsnack ist immer eine Option, es gibt aber auch noch andere Ideen, wie du dich ablenken kannst: deinen Lieblingsfilm schauen, ein gutes Buch lesen, Freundinnen und Freunde treffen, ins Kino gehen. Alles, was der Seele guttut. Überleg dir heute zehn Dinge, die du tun kannst, wenn dich der Heißhunger erwischt.

Einen Notfallsnack essen.

Mein Tipp

Je mehr Bewegung auf deine Liste kommt, desto besser.

Tag 8

Kommt deine Motivation von innen oder von außen?

Hallo und schön, dass du wieder dabei bist. Die letzte Woche war voller Informationen und Aufgaben – das muss man erst einmal sacken lassen. Aber: Du wirst das alles schaffen. Denn wie bei so vielen Dingen gilt auch beim Abnehmen: Es ist nur eine Frage der Motivation. Aber manchmal ist es gar nicht so einfach, die Motivation aufrechtzuerhalten, deshalb geht es heute darum, wie dir das gelingt. Zu Beginn ist man fast immer Feuer und Flamme für ein neues Projekt. Wird einem dann bewusst, dass der Weg länger oder schwieriger werden wird, ist schnell die Luft raus. Denn manche Beweggründe sorgen nur kurzfristig für einen Motivationsschub. In der Psychologie unterscheidet man zwischen der extrinsischen Motivation und der intrinsischen Motivation.

Die **extrinsische Motivation** ist die Motivation, die du aufgrund von äußeren Reizen und Einflüssen verspürst. Das kann das Geld sein, dass dich deinen Job machen lässt, oder eine gewisse Erwartungshaltung deines Umfelds. Das kann die Angst vor möglichen negativen Konsequenzen sein, wenn du etwas nicht tust, oder eben deine Ärztin oder dein Arzt, die dir bei der letzten Untersuchung geraten haben, abzunehmen.

Die **intrinsische Motivation** dagegen kommt aus deinem Inneren. Das bedeutet, dass du etwas in Angriff nimmst, weil du es willst, weil du Bock darauf hast. Weil es dir Spaß macht, weil du etwas besser können oder etwas Neues lernen willst oder weil es sich einfach gut anfühlt.

Du ahnst schon, worauf ich hinauswill: Wenn dich nur äußere Einflüsse dazu motivieren, ein Projekt anzugehen, dann kann es sein, dass diese Motivation so schnell verfliegt, wie sie gekommen ist. Extrinsische Gründe können uns dazu bringen, den ersten Schritt zu gehen – aber langfristig brauchen wir mehr als das, und zwar eine intrinsische Motivation. Sie hilft uns, auch in schwierigen Phasen am Ball zu bleiben.

Damit kommen wir auch schon zur Aufgabe für heute: Schnapp dir dein Arbeitsblatt von Tag 1 und schau dir deine Beweggründe, abzunehmen, noch einmal ganz genau an. Welche Gründe sind extrinsisch und welche intrinsisch? Überleg, ob du den extrinsischen Gründen nicht etwas mehr abgewinnen kannst – und zwar so, dass sie zu intrinsischen werden. Wenn dein Doc dir zum Beispiel geraten hat, abzunehmen, findest du mittlerweile vielleicht selbst, dass es an der Zeit ist, etwas zu tun – weil DU gesund sein möchtest. Solche Punkte kannst du entsprechend umformulieren. Zum Beispiel so: ~~Mein Doc~~ *ICH* will~~, dass ich~~ abnehme*n*, damit sich mein Typ-2-Diabetes bessert. Und nicht vergessen: Du kannst deine Liste jederzeit hervorholen und dich daran erinnern, warum du hier bist und warum du das wirklich willst. Diese Sätze haben alle eine Bedeutung für dich – und sie können dich wieder motivieren, ganz sicher.

So, das war's für heute. Lies möglichst **morgen früh** weiter, denn morgen werden wir wieder messen.

Tag 9

Heute geht's wieder auf die Waage.
Ob sich schon etwas getan hat?

Hi, schön, dass du wieder da bist. Heute ist schon Tag 9 deiner Abnehmreise und ich hoffe, es geht dir richtig, richtig gut. Klar, gerade die erste Woche ist nicht ganz einfach – man muss eben erst mal einiges lernen und verinnerlichen. Aber genau das hast du diese Woche getan. Die Basics hast du mit Sicherheit schon drauf, und dein Körper hat dir vermutlich schon die eine oder andere Rückmeldung gegeben – zum Beispiel, weil jetzt deutlich weniger Zucker auf dem Programm steht.

Heute wollen wir mal schauen, ob sich auch in Sachen Gewicht und Körperumfang schon etwas getan hat. Also packen wir es an: Als Erstes stellst du dich auf die Waage, am besten natürlich ohne schwere Kleidung, also in Unterwäsche oder ganz nackt, wie du magst. Das Ergebnis kommt aufs Aufgabenblatt für heute, da kannst du es direkt eintragen.

Na? Kannst du schon erste Erfolge vermelden? Wenn ja: Super, das freut mich total für dich. Trotzdem müssen wir aber einmal kurz darüber sprechen, wie wir die Ergebnisse einzuschätzen haben, denn da gibt es leider noch ein klitzekleines Problemchen: Egal, ob du nun mehr oder weniger abgenommen hast – es könnte sein, dass deine Waage ein bisschen flunkert. Das hab ich mir nicht ausgedacht – das ist wirklich so! Das Gewicht, das sich auf der Waage zeigt, wird nämlich von einigen Dingen mit beeinflusst, zum Beispiel durch den Inhalt deines Darms. Wenn sich da einiges angestaut hat, was noch nicht den Weg in die Schüssel gefunden hat – dann ist das Extragewicht auf der Waage. Logisch. Ähnlich verhält es sich mit Wassereinlagerungen. Zum Ende des Menstruationszyklus kann es zum Beispiel sein, dass man bis zu drei Liter Wasser im Körper einlagert. Die lassen das Gewicht auf der Waage hochschnellen oder eben weniger schnell nach unten gehen. Viele Menschen beobachten das auch nach dem Sport – am nächsten Tag wiegen sie ein bisschen mehr, weil der Körper Wasser eingelagert hat. Was ich damit sagen möchte: Wenn du in den letzten Tagen nicht so viel oder sogar gar nicht abgenommen hast, dann bitte nicht den Kopf in den Sand stecken. Es kann nämlich viele Gründe haben, wie eben solche Wassereinlagerungen. Aber ich garantiere dir: Wenn du im Defizit gegessen und nicht geschummelt hast, dann hast du auf jeden Fall Fett verloren. Auch wenn die olle Waage das Gegenteil behauptet.

Deine Waage hat dir heute morgen zwei bis drei Kilo weniger angezeigt? Das ist ein tolles Gefühl, oder? Aber auch hier muss ich dich leider ein klitzekleines bisschen bremsen. Das ist höchstwahrscheinlich kein Wunder – sondern vor allem eingelagertes Wasser, das der Körper gleich in den ersten Tagen der Ernährungsumstellung loslässt. Als Erstes leert der Körper nämlich die Zuckerdepots. Und Zucker ist in Form von Glykogen gespeichert, das das quasi gleichzeitig mit Wasser abgespeichert wird. Außerdem nehmen die meisten Menschen bei einer Umstellung der Ernährung automatisch weniger Salz zu sich, und Salz bindet ebenfalls Wasser. Also: Weniger Zucker und Salz im Körper = weniger Wasser = weniger Gewicht auf der Waage. Aber Fett ist sicher auch dabei, zumindest teilweise. Je nach Höhe deines Kaloriendefizits kannst du in der Woche nämlich rein rechnerisch „nur" um die 300 bis 500 Gramm echte Fettmasse abnehmen. Das klingt vielleicht wenig, es sind aber immerhin ein bis zwei Pakete Butter.

Aber Waage hin oder her – wie findest du heraus, was wirklich Sache ist? Wo du diese 500 Gramm Fett denn nun verloren hast? Ganz einfach: Miss dich noch mal von Kopf bis Fuß aus. Ich bin mir sicher – irgendwo wirst du eine Veränderung messen, auch wenn es nur ein paar Millimeter sind. All diese Zahlen kannst du wieder auf deinem Aufgabenblatt eintragen.

Und ganz, ganz wichtig: Wenn es kaum Veränderungen gibt oder sogar alles beim Alten geblieben ist – hab Vertrauen in deinen Körper. Er wird Gewicht loslassen, wenn du deine Ernährung auf gesund umstellst und in deinem Kalorienbudget bleibst. Auch wenn er sich gerade noch daran festklammert – irgendwann wird er loslassen. Er kann gar nicht anders. Also: Bloß nicht aufgeben, falls dein Traumergebnis heute noch nicht dabei war. So oder so – die ersten Schritte sind getan.

Das war's auch schon für heute. Ich wünsche dir einen wunderbaren Tag. Und ich hoffe, er wird richtig, richtig schön.

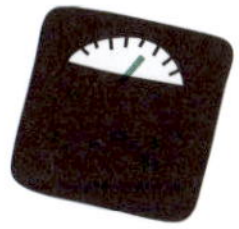

WIEGETAG 1

Heute überprüfen wir, ob wir schon erste Erfolge verzeichnen können. Also: Schnapp dir deine Waage und dein Maßband und miss dich einmal von Kopf bis Fuß ganz genau aus.

1. ....
2. ....
3. ....
4. ....
5. ....
6. ....

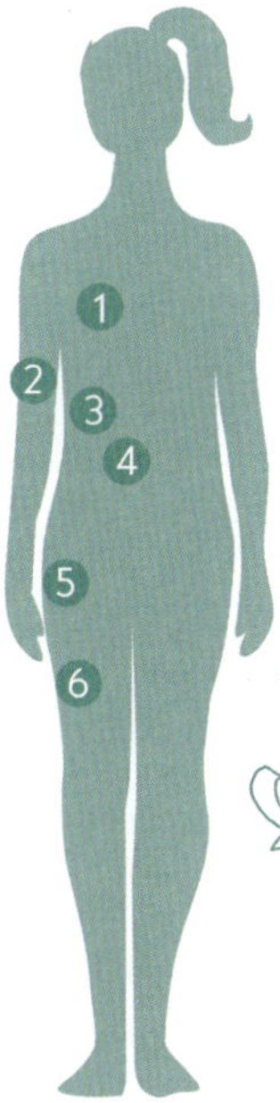

1. BRUST
2. ARM
3. TAILLE
4. BAUCH
5. HÜFTE
6. BEIN

MEIN GEWICHT AM:

....

IN KG:

....

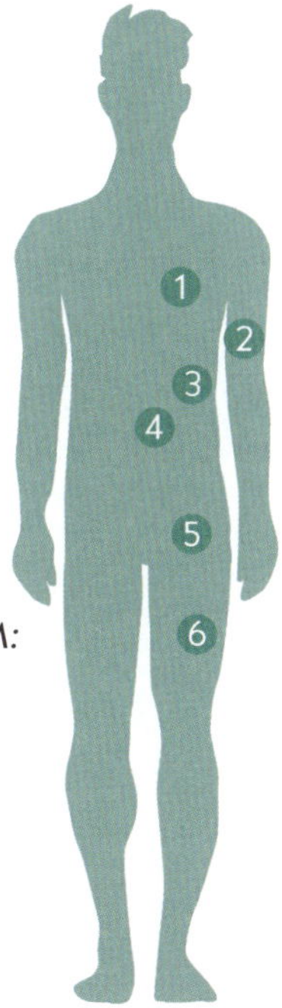

1. ....
2. ....
3. ....
4. ....
5. ....
6. ....

Mein Tipp

Auf der Waage beim Arzt oder im Fitnessstudio wiegst du plötzlich ein Kilo mehr oder weniger? Daran könnte die unterschiedliche Kalibrierung schuld sein, also die Toleranz für Messungenauigkeiten. Vergleichbar werden die Ergebnisse deshalb nur, wenn du immer dieselbe Waage benutzt.

Tag 10

Es ist wichtig, sich auch auf dem Weg zum Wunschgewicht Auszeiten zu nehmen.

Heute ist Tag 10 unseres Coachings, und ich finde es wirklich fantastisch, wie du mitmachst. Darum habe ich mir eine kleine Überraschung überlegt: Heute schalten wir mal ganz bewusst einen Gang runter und gönnen uns einen ganz persönlichen Selfcare-Abend zum Entspannen. Denn Abnehmen hat nicht immer nur etwas mit Aktionismus zu tun. Ganz im Gegenteil, auf diesem Weg sind Ruhepausen ebenso wichtig und richtig wie das Handeln.

Regelmäßige Selbstfürsorge ist nämlich notwendig, damit du deine Energiereserven auftanken kannst, um alles zu meistern, was so zu meistern ist. Das gilt für dieses Coaching, aber auch für den ganz normalen Alltag. Denn nur, wenn du dir regelmäßig Zeit für dich und deine Bedürfnisse nimmst, hast du die Power, Erlebtes zu verarbeiten, Dinge zu überdenken und zu sortieren. Deshalb solltest du an deinem Selbstfürsorge-Abend nur Dinge tun, die dich persönlich zur Ruhe kommen lassen. Das kann ein Besuch im Spa oder im Schwimmbad sein, ein ausgedehntes Treffen mit einer guten Freundin oder einem Freund, ein entspannter Stadtbummel oder eine Runde Couch mit einem guten Buch oder einem Film. Ganz egal, tu einfach das, was sich für dich gut anfühlt. Heute Abend geht es wirklich nur darum, dass du dir die Zeit nimmst, die Entspannung zu finden, die dich weitermachen lässt. Ja, ich weiß, so ein ganzer Abend lässt sich gar nicht so leicht freischaufeln – aber es liegt an dir, dir das heute einfach mal zu erlauben, und zwar, weil du es dir wert bist.

Auf dem Arbeitsblatt findest du ein paar Zeilen, um deine Ideen für einen perfekten Selbstfürsorge-Abend zu notieren. Und glaub mir, wenn du erst einmal darüber nachgedacht hast, was du in diesen wertvollen Stunden alles anstellen könntest, dann kommt die Lust darauf von ganz allein. Du meinst, du hast heute wirklich absolut keine Zeit? Dann sage ich: Doch, die hast du. Zumindest für ein kleines Selfcare-Ritual, da reichen im Notfall auch schon 15 bis 30 Minuten. Und ich habe natürlich auch ein paar Beispiele, was ich mache, wenn es in Sachen Selfcare mal schnell gehen muss.

Wenn mir alles zu hektisch wird, dann schalte ich kurz die Welt aus und die Musik an. Dazu verziehe ich mich in eine ruhige Ecke, setze meine Kopfhörer auf und höre eine halbe Stunde lang meine Lieblingslieder. Wenn ich so richtig runterkommen muss, dann höre ich sogar spezielle Songs im Ruhepuls-Rhythmus. Das sind Lieder mit etwa 60 Taktschlägen in der Minute, oder, wie es auf Englisch heißt: beats per minute (BPM). Diese Taktfrequenz wirkt nämlich beruhigend auf das Nervensystem, baut Stress ab, und der Herzschlag gleicht sich dem Puls der Musik an. Das ist super, denn der durchschnittliche Ruhepuls eines gesunden Menschen liegt zwischen 60 und 80 Schlägen pro Minute. Die Musik lässt dich also tatsächlich nicht nur mental, sondern auch körperlich zur Ruhe kommen. Schau einfach mal im Internet nach Songs mit 60 BPM – da findet man eine ganze Menge.

Ich tanke Sauerstoff nach. Ja, so einfach kann es manchmal sein. Der Wald ist mein Lieblingsort, um mal in Ruhe und allein bewusst durchzuatmen. Weil aber nicht immer ein Waldstück um die Ecke ist, verbringe ich meine kurze Auszeit auch einfach mal nur am offenen Fenster. Ich schließe die Augen und atme tief durch die Nase ein, halte die Luft zwei Sekunden lang an und atme dann bewusst durch den Mund wieder aus. Das klappt übrigens auch hervorragend beim Gang um den Block –, mit offenen Augen, versteht sich. Die Bewegung verstärkt die wohltuende Wirkung des bewussten Atmens und sorgt dafür, dass der frische Sauerstoff direkt in alle Körperbereiche fließt. Wichtig ist: Grüble dabei nicht über irgendwelche Dinge oder plane deine Einkaufsliste – diese Zeit gehört dir ganz allein.

Ich verwöhne mich mit einer Gesichtsmassage. Als Erstes lege ich beide Hände links und rechts von der Nase flach aufs Gesicht und streiche dann sanft und ohne Druck nach außen. Das wiederhole ich ungefähr fünfmal. Anschließend streiche ich ein paarmal mit gespreizten Fingern abwechselnd von links nach rechts über die Mundpartie und zu guter Letzt massiere ich noch mit den Fingerspitzen kreisend meine Schläfen. Das kannst du überall und jederzeit machen.

Du siehst, sich selbst etwas Gutes zu tun, um Entspannung zu finden, muss nicht viel Zeit in Anspruch nehmen. Darf es aber natürlich gerne, am besten heute Abend.

Ich wünsche dir ganz viel Spaß für die Zeit mit dir und – genieß es!

DEIN SELBSTFÜRSORGE-ABEND

Heute stehst du auf dem Programm. In die leeren Zeilen kannst du deine Ideen für einen Selbstfürsorge-Abend eintragen. Und was du heute nicht schaffst, machst du einfach beim nächsten Mal.

MEINE IDEEN FÜR EINE KLEINE AUSZEIT:

Mein Tipp

Du kannst dir auch etwas Leckeres zum Abendessen gönnen. Aber natürlich nur aus der Kategorie „gesund“.

Tag 11

Wenn du in stressigen Momenten anfängst zu essen, hat das oft tiefliegende Gründe.

Hallo! Heute geht es um die Frage, warum wir bei Stress dazu neigen, mehr und ungesünder zu essen. Fakt ist, dass etwa 40 Prozent der Menschen zum „Stress-Essen" neigen. Du kennst das vielleicht, dass du an einem stressigen Tag im Büro mehrmals zum Kiosk läufst oder abends zu Hause die Chipstüte leerst. Dafür gibt es einen Grund: Stress versetzt deinen Körper in Alarmbereitschaft, was für unsere Vorfahren überlebenswichtig war. Denn für sie bedeutete eine stressige Situation in der Regel Kampf oder Flucht. Der Körper schüttet also Stresshormone aus, und man hat erst mal keinen Appetit, weil es sich mit vollem Magen nun mal schlechter kämpfen oder wegrennen lässt. Ist die Situation jedoch vorüber und fallen die Stresshormone wieder ab, meldet sich der Hunger. Der Körper hat ja während der Extremsituation ordentlich Kalorien verbrannt und will die leeren Energiespeicher schnell wieder auffüllen.

Heute bedeutet Stress allerdings in den wenigsten Fällen, dass du kämpfen oder fliehen musst. Die meisten Menschen leiden vor allem unter psychischem oder emotionalem Stress, der den Körper jedoch in genau dieselbe Alarmbereitschaft versetzt wie vor Urzeiten. Bei länger anhaltendem und dauerhaftem Stress werden zudem vermehrt spezielle Stresshormone freigesetzt, die das Appetitempfinden sogar noch verstärken. Im Gegensatz zu unseren Vorfahren verbrennst du also keine Kalorien – dein Körper verlangt sogar nach mehr Essen. Und damit nicht genug:

Dein gestresster Organismus verzehrt sich nämlich nicht nach Salat und Gemüse-Sticks, sondern nach Naschkram oder Fast Food. Das hat etwas damit zu tun, dass bestimmte Lebensmittel besonders positive Emotionen bei uns hervorrufen. Darauf kommen wir übermorgen genauer zu sprechen, aber so viel vorweg: In stressigen Zeiten brauchen wir etwas, das uns aufheitert. Und wenn dir die Schokolade oder die Chips ein gutes Gefühl geben, dann greifst du eben zu. Diesem Verlangen bist du natürlich nicht hilflos ausgeliefert. Die meisten Strategien, wie du dich vom Stress-Essen abhalten kannst, kennst du sogar schon.

SCHAFF DEINE NOTFALLNASCHIS AB

Wenn keine Naschis da sind, musst du dich auch nicht zusammenreißen, sie in einer Stresssituation nicht anzurühren.

PACK EINE GESUNDE SNACKBOX

Iss gesunde Snacks, wie Rohkost, Nüsse (in Maßen) und Obst. Aber auch hier gilt: nicht einfach reinschaufeln, sondern bewusst essen.

MACH EINE ENTSPANNUNGSÜBUNG

Versuch dem Stress ganz bewusst mit einer Entspannungsübung entgegenzuwirken. Es gibt ein paar tolle Apps fürs Smartphone, mit Mini-Meditationen und Atemübungen zum schnellen Stressabbau.

MACH DIR EINE FREUDE

Such dir etwas, das dir ein gutes Gefühl vermittelt, aber nichts mit Essen zu tun hat. Schenk dir zum Beispiel einen Blumenstrauß oder kauf dir ein neues Buch und gönn dir direkt eine Stunde Me-Time zum Lesen. Du kannst auch ins Museum oder ins Kino gehen – alles, was dir Spaß macht und hilft, auf andere Gedanken zu kommen, ist perfekt.

BEWEG DICH AN DER FRISCHEN LUFT

Bewegung an der frischen Luft ist der Stresskiller Nummer eins und baut absolut zuverlässig Stresshormone ab. Je aktiver du deine Bewegung gestaltest, desto besser, aber selbst ein kleiner Spaziergang kann schon wahre Wunder bewirken.

ERKENN UND BENENN DIE STRESSFAKTOREN

Es sind oft dieselben Situationen, die uns immer wieder auf die Palme bringen. Überleg dir, ob du dich hier nicht umstrukturieren kannst. Was kannst du anders machen? Wo könntest du vielleicht Unterstützung bekommen? Welche Aufgaben könntest du abgeben? Wenn dich etwas Zwischenmenschliches stresst, dann hilft nur ein klärendes Gespräch.

Auf dem Arbeitsblatt von heute kannst du deine regelmäßigen Stressauslöser eintragen. Benenn sie so präzise wie möglich und vor allem: Überleg dir Lösungsansätze, wie du sie aus der Welt schaffen könntest. Nimm dir gerne mehrere Tage Zeit für die Liste, manchmal lassen sich Stressfaktoren nämlich erst mit der Zeit entlarven – zum Beispiel dann, wenn sie passieren. Und dann musst du deine Strategien nur noch anwenden, also: wirklich umstrukturieren, um Hilfe bitten und dich natürlich auch regelmäßig erholen.

DEINE STRESSAUSLÖSER

Wer die Gefahr kennt, kann sich wappnen. Im Grunde ist es mit dem Stress-Essen nämlich wie mit dem Autofahren – du schnallst dich an, schaust in die Spiegel und fährst vorausschauend, um mögliche Hindernisse gar nicht erst zu rammen. Und deshalb schauen wir heute, welche Situationen oder Menschen dich immer wieder unter Stress setzen und was du dagegen unternehmen kannst.

NENN DREI SITUATIONEN, IN DENEN DU ANFÄNGST, AUS STRESS ZU ESSEN.

WAS KÖNNTEST DU UNTERNEHMEN, DAMIT DAS NICHT MEHR PASSIERT?

Tag 12

Fragst du dich, ob das hier alles wirklich einen Sinn ergibt und funktioniert?

Hi, toll, dass du wieder da bist. Seit deinem Wiegetag sind jetzt drei Tage vergangen und du hast dir sicher den einen oder anderen Gedanken dazu gemacht. Vermutlich fragst du dich in erster Linie, ob du gerade auf dem richtigen Weg bist – ob das hier alles auch wirklich funktioniert. Und ob du noch irgendwo nachbessern kannst oder solltest.

Zum ersten Punkt kann ich dir ganz klar sagen, dass du auf dem absolut richtigen Weg bist. Ich weiß, man wünscht sich immer schnelle Erfolge, aber dein Körper ist nun mal keine Maschine, in die man einfach einen Befehl eingeben kann – und zack, ab geht's. Er braucht Zeit, um sich neu zu orientieren. Das ist ganz normal. Und hey: Du isst jetzt schon seit fast zwei Wochen richtig, richtig gesund. Du verzichtest auf Fast Food, Zucker und Alkohol, du hast dich mit dem Stress-Essen auseinandergesetzt, bewegst dich schon etwas mehr als früher – das ist doch schon megatoll! Du sorgst dafür, dass dein Körper mit richtig guten Nährstoffen geflutet wird. Und besser kann man seinen Körper eigentlich gar nicht behandeln. Also: JA! Du bist auf dem richtigen Weg.

Aber – funktioniert es auch? Nun – auf der Waage und beim Messen sollten sich erste Veränderungen gezeigt haben. Wenn sich aber so gar nichts tut, ist das natürlich frustrierend. Und darum sprechen wir jetzt über ein paar Punkte, an denen es liegen könnte, dass der Abnehmerfolg noch nicht eingetroffen ist.

1. Du isst zu viel

Vielleicht nimmst du es mit deinem täglichen Kalorienbudget nicht so genau oder gehst lieber nach Augenmaß, statt die Küchenwaage zu benutzen? Am Ende isst du zwar gesund, was super ist, aber immer noch zu viel. Oder eben so viel, wie du auch verbrauchst, und dann nimmst du weder zu noch ab. Also: Überprüf in den kommenden zwei Wochen noch einmal ganz genau, was du isst, wie viel und zu welchem Kalorienpreis. Nur dann kannst du dir völlig sicher sein, dass das Problem nicht hier liegt.

2. Du isst zu wenig

Ja, richtig gelesen. Das Abnehmen kann auch daran scheitern, dass du zu wenig isst. Warst du vielleicht ein bisschen übermotiviert und hast in den letzten Tagen deutlich weniger gegessen, als wir zusammen ausgerechnet haben? Dann solltest du hier unbedingt wieder hochgehen. Dein Kaloriendefizit sollte wirklich maximal 500 Kalorien betragen, also Gesamtbedarf minus 500. Weniger sollte es auf keinen Fall sein, denn sonst fährt dein Körper über kurz oder lang deinen Grundumsatz runter, damit er den Laden auch mit weniger Energie am Laufen halten kann. Das ist natürlich blöd, weil damit auch das Kaloriendefizit wegfällt und du es noch weiter runtersetzen müsstest, um weiter abzunehmen. Das will aber niemand. Tu dir das also bitte nicht an und bleibe bei den vorgeschlagenen 500 Kalorien weniger pro Tag.

3. Du trinkst das Falsche

Überprüf noch einmal ganz genau, ob du beim Trinken Kalorien aufnimmst, die du noch nicht auf dem Zettel hast. Denn du weißt ja: Auch Fruchtsaftschorlen, Latte macchiato und Co. haben Kalorien, die du einplanen musst. Am besten gehst du künftig auf Nummer sicher und setzt ausschließlich auf Wasser, Tee und Kaffee, gerne mit 'nem Schuss Milch – die du in deinem Kalorienbudget berechnest.

4. Du überschätzt dich

Vielleicht bewegst du dich mehr und machst ein bisschen Sport. Das ist toll. Davon profitiert dein Körper immens. Aber: Beim Sport verbrennst du nicht so viele Kalorien, wie du vielleicht glaubst. Und wenn du dir nach der abendlichen Sporteinheit eine zweite Portion gönnst, die eigentlich gar nicht mehr im Budget gelegen hätte – tja, dann kann es sein, dass du ruckzuck mehr gegessen hast, als du vorher verbrannt hast. Und dann passiert auf der Waage – richtig – nichts. Apropos überschätzen – schau noch mal auf dein Kalorienbudget, das wir an Tag 3 berechnet haben. Wenn du beim PAL-Wert zum Beispiel ein bisschen optimistisch warst, was dein Aktivitätslevel angeht, dann könnte es sein, dass dein Gesamtbedarf zu hoch angesetzt wurde. Und dann könnte es wiederum sein, dass dein aktuelles Kaloriendefizit gar nicht bei 500 liegt, sondern vielleicht nur bei 300 oder 100. Also, schau noch mal nach, ob die Formeln wirklich stimmen, und bessere bei Bedarf etwas nach.

5. Du isst unbewusst

Nein, nicht im Schlaf, aber nebenbei. Väter und Mütter wissen, wovon ich spreche: Wenn nach dem Mittag- oder Abendessen noch drei Nudeln auf dem Teller des Kindes liegen bleiben oder drei Kuchenkrümel oder ein

Schnitz Orange – tja, dann isst man die eben schnell, und drei Nudeln machen ja keinen Unterschied. Oder? Tja, drei Nudeln die Woche vielleicht nicht. Aber wenn du drei Kinder hast, und pro Kind drei Nudeln isst, dreimal am Tag, sieben Tage die Woche – dann sind das plötzlich 189 Nudeln. Und die können das Zünglein an der Waage sein ... Also: Achte mal darauf, ob du vielleicht unbewusst isst.

6. Es hat körperliche Ursachen

Es ist durchaus möglich, dass du alles richtig machst, dich ordentlich ernährst und bewegst – aber trotzdem nichts passiert. Wenn du das Gefühl hast, das könnte bei dir so sein, dann solltest du die Sache unbedingt mit deiner Ärztin oder deinem Arzt besprechen. Vielleicht beeinflussen Medikamente deinen Stoffwechsel, zum Beispiel Antidepressiva, Steroide oder die Pille, es könnte aber auch eine Stoffwechselstörung vorliegen, wie eine Schilddrüsenunterfunktion. Es lohnt sich, das einmal gründlich zu besprechen, damit du weißt, was Sache ist.

Wenn du alle Punkte überprüft hast, bist du schlauer. Das kann alles ein bisschen niederschmetternd sein, aber wie schon gesagt: Abnehmen braucht Zeit. Lass den Wunsch, sofort Erfolge sehen zu müssen, los und lehn dich zurück. Gib dir und deinem Körper Zeit, langfristig und in einem entspannten Tempo Gewicht zu verlieren. Dafür gibt's sogar noch einen weiteren Grund: Wenn wir uns jeden Tag den Kopf zerbrechen, warum wir noch nichts abgenommen haben und wo das alles enden soll, dann schüttet unser Körper Stresshormone aus. Tja, und das wirkt sich nicht nur negativ auf den Gewichtsverlust aus, sondern auch auf deine Konzentration und deinen Schlaf. Also: Entspann dich, bleib locker, hab Vertrauen in dich und deinen Körper, das wird schon.

Tag 13

Bei negativen Gefühlen greifen wir oft zu süßen Trostspendern. Aber kann der Schokoriegel wirklich trösten?

Hi! Heute möchte ich mit dir über den Umgang mit Rückschlägen und Enttäuschungen sprechen. Wir wissen alle, dass Rückschläge auf dem Weg zum Wohlfühlgewicht ganz normal sind. Und trotzdem können sie uns eiskalt erwischen und ruckzuck drei Schritte zurückwerfen, wenn wir nicht aufpassen. Und dann kann das passieren, was ich vorgestern schon kurz angerissen habe: Wir versuchen, uns durch Essen ein gutes Gefühl zu verschaffen. Psychologen nennen das auch emotionales Essen.

Ein kleines Beispiel aus dem Büroalltag: Der Tag ist mega anstrengend und dann macht dich deine Chefin auch noch völlig grundlos zur Schnecke. Du greifst zum Schokoriegel, und schon fühlst du dich besser. Na? Kommt dir das bekannt vor? Kein Wunder, denn das hast du gelernt. Und zwar, als du klein warst. Wer als Kind mit Süßigkeiten belohnt oder getröstet wurde, der wird sich auch als Erwachsener mit Süßigkeiten belohnen oder trösten. Das hat sich nämlich ganz fest im Gehirn verankert, wie ein Programm, das immer wieder automatisch ausgeführt wird. Wichtig ist aber erst mal, dass du verstehst, dass es nicht das Essen ist, das dich glücklicher macht oder tröstet, sondern es sind die damit verknüpften Gefühle. Um diesen Kreislauf zu durchbrechen, musst du lernen, anders mit Rückschlägen und Enttäuschungen im Leben umzugehen. Denn die wird's immer wieder geben, daran lässt sich nichts ändern. Wir können aber üben, sie anders zu handhaben.

SCHRITT 1: WARUM BIST DU GERADE ENTTÄUSCHT, TRAURIG ODER WÜTEND?

Es ist wichtig, zu verstehen, warum du fühlst, was du fühlst. Such und benenn den genauen Grund für deine negativen Gefühle.

SCHRITT 2: AKZEPTIER DEINE GEFÜHLE

Es ist okay, enttäuscht, traurig oder wütend zu sein. Ob auf dich selbst oder auf andere. Und ja, das ist schmerzhaft. Trotzdem, oder gerade deshalb, ist es wichtig, dass du die negativen Gefühle zulässt und sie nicht verdrängst. Denn nur, wenn du dich mit all deinen Emotionen auseinandersetzt, kannst du auch die doofen Empfindungen verarbeiten.

SCHRITT 3: GIBT ES EINEN TIEFEREN GRUND FÜR DEINE NEGATIVEN GEFÜHLE?

Man könnte auch sagen: Gibt es einen Grund hinter dem Grund? Wenn du sauer bist, weil deine Chefin dich kritisiert hat, könnte es sein, dass du dich eigentlich aus einem ganz anderen Grund ärgerst. Weil du dich nicht gesehen fühlst, weil dich der fehlende Respekt ärgert ...

SCHRITT 4: VERZICHTE AUF SCHULDZUWEISUNGEN

Schuldzuweisungen bringen dich nicht weiter, ganz im Gegenteil, sie lassen die Fronten nur noch mehr verhärten. Such lieber das Gespräch, bleib ruhig und versuch, auch deine Sicht der Dinge darzulegen.

SCHRITT 5: HAB GEDULD

Nicht jede negative Erfahrung lässt sich schnell verarbeiten. Also gib dir Zeit. Überdenk die Situation noch einmal ganz in Ruhe, am besten mit etwas Abstand, und überleg, ob und was du selbst verändern könntest.

SCHRITT 6: LENK DICH AB

Lenk dich ab, bring dich auf andere Gedanken. Aber denk dran: Essen ist keine gute Ablenkung. Nimm dir lieber eine kleine Auszeit, oder du legst eine kleine Extra-Bewegungseinheit ein. Schon bei einem Spaziergang an der frischen Luft kann man prima auf andere Gedanken kommen.

Fassen wir noch einmal zusammen: Egal, welcher Grund hinter deiner Enttäuschung steckt, es tut weh, das auszuhalten. Aber es lohnt sich, hinter die negativen Gefühle zu schauen und herauszufinden, warum sie da sind. Und auf welche Weise du deinen Schmerz wirklich lindern und Probleme lösen kannst. Denn diese Macht hast nur du – Schokoriegel und Chips ganz sicher nicht.

Auf dem heutigen Arbeitsblatt findest du eine kleine Aufgabe: Überleg, in welchen Situationen du Essen besonders häufig einsetzt, um schlechte Gefühle zu kompensieren. Neben Stress oder konkreten Enttäuschungen können das auch wiederkehrende Erlebnisse sein, wie Kritik an deinen Fähigkeiten oder blöde Sprüche über dein Äußeres. Vielleicht macht dich auch der Misserfolg auf der Waage traurig. Notier diese Momente. Wieso das Ganze? Je besser du deine persönlichen Trigger kennst, desto weniger überraschen sie dich, wenn sie auftauchen. Und dann kannst du ihnen stark entgegentreten und dich ganz bewusst dagegen entscheiden, mit Essen gegenzusteuern. Bleib dran, ich weiß, du kannst das!

ADIEU, TRIGGER – HALLO, NEUE STÄRKE!

Was oder wer bringt dich aus der Fassung und lässt dich zu Notfallschokolade greifen? Überleg, ob es wiederkehrende Situationen gibt, in denen du immer wieder das Gefühl hast: Ohne Schoki geht's nicht. Das Gute ist: Je bewusster du dir über deine Trigger bist, desto besser kannst du ihnen entgegentreten – und Lösungen finden, die nichts mit Essen zu tun haben.

IN WELCHEN MOMENTEN ODER SITUATIONEN GREIFST DU BESONDERS OFT ZUR NOTFALLSCHOKI?

Situation 1: ______________________

Situation 2: ______________________

Situation 3: ______________________

Situation 4: ______________________

Situation 5: ______________________

WELCHES NEGATIVE GEFÜHL STECKT DAHINTER?		ÜBERLEG DIR EINE STRATEGIE, WAS DU TUN KANNST, AUSSER ZU ESSEN.
Situation 1:	____________	____________
Situation 2:	____________	____________
Situation 3:	____________	____________
Situation 4:	____________	____________
Situation 5:	____________	____________

Tag 14

Sollte man kohlenhydratreiche Lebensmittel besser streichen, wenn man abnehmen möchte? Eine gute Frage!

Schön, dass du da bist. Heute möchte ich mit dir wieder über einen wichtigen Aspekt gesunder Ernährung sprechen, und zwar über Kohlenhydrate. Also den Hauptbestandteil von Getreideprodukten, Pasta, Kartoffeln, Brot und Co. Soll man die nun essen – oder lieber nicht? Die Low-Carb-Fraktion sagt ganz klar: Je weniger Kohlenhydrate, desto besser. Die Low-Fat-Fans essen sie und verzichten auf Fette. Wieder andere sagen: Ganz egal, ich esse alles. Aber was ist denn jetzt richtig? Fangen wir mal ganz vorne an. Also: Es gibt unterschiedliche Formen an Kohlenhydraten. Das ist wie an der Tankstelle. Da gibt es mehrere Zapfsäulen, an denen du verschiedene Sorten Energie tanken kannst. Und genau das sind Kohlenhydrate: Energie für unseren Motor. Also für unseren Körper. Und auch unseren Körper können wir mit unterschiedlichen Kraftstoffen auftanken: Welche Angebote gibt es nun?

ANGEBOT 1: DIE KURZKETTIGEN KOHLENHYDRATE

Man könnte auch sagen: der billige Sprit. Die kurzkettigen Kohlenhydrate bringen dich zwar schnell auf Touren, aber auf der Autobahn kommst du damit nicht weit, du musst schon nach kurzer Zeit wieder anhalten und nachtanken. Diese kurzkettigen Kollegen werden auch als Einfachzucker oder Zweifachzucker bezeichnet. Sie stecken vor allem in Süßigkeiten, zuckerhaltigen Getränken, Weißmehlprodukten, Kuchen und anderen Mehlspeisen, werden aber auch häufig industriell verarbeiteten

Lebensmitteln zugesetzt, also Fertigprodukten, Soßen und Co. Die Namen dieser Zucker-Kollegen kennst du übrigens schon: Fruchtzucker und Traubenzucker gehören zum Beispiel zu den Einfachzuckern. Und Haushaltszucker und Milchzucker sind klassische Zweifachzucker.

ANGEBOT 2: DIE MEHRKETTIGEN KOHLENHYDRATE

An der zweiten Zapfsäule tanken wir hochwertigeres Benzin. Mehrkettige Kohlenhydrate sind vor allem in Vollkornprodukten und Vollkorngetreide, Kartoffeln, Hülsenfrüchten und Gemüse enthalten. Und man könnte sagen: Sie brauchen ein bisschen länger, um den Wagen zu beschleunigen, aber dafür bringen sie ihn ans Ziel, ohne dass du zwischendurch noch mal an die Tanke fahren musst.

Kohlenhydrate bestehen also aus mehr oder weniger langen Ketten von Zuckermolekülen: Einfachzucker, Zweifachzucker und Mehrfachzucker. Unser Darm kann aber nur etwas mit den einzelnen Molekülen anfangen. Essen wir kurzkettige Kohlenhydrate, freut er sich, denn die bestehen ja bereits aus einem oder zwei Zuckermolekülen, und er muss die Kohlenhydrate entweder gar nicht oder eben nur einmal spalten. Das hat dein Magen-Darm-Trakt so flott erledigt, dass der Zucker super schnell ins Blut geht und dein Blutzuckerspiegel ratzfatz nach oben saust. Das Ende vom Lied kennst du schon: Der Blutzuckerspiegel saust danach genauso zügig wieder nach unten, und du bekommst wieder Hunger. Einfach gesagt: Kurzkettige Kohlenhydrate machen dich nicht lange satt, und du isst häufiger. Die langkettigen Kohlenhydrate bestehen aus deutlich mehr Zuckermolekülen. Und wenn die in deinem Darm landen, hat dein Verdauungsapparat einiges zu tun, um die langen Ketten in ihre Einzelteile zu zerlegen. Die Zuckermoleküle gelangen nach und nach ins Blut. Das dauert. Dein Blutzuckerspiegel steigt langsamer und fällt auch langsamer wieder ab. Was zur Folge hat, dass du wesentlich länger satt bleibst und weniger isst. Und das wollen wir ja: lange satt bleiben und dadurch weniger essen.

Langkettige Kohlenhydrate sind also eine wunderbare Energiequelle, die uns lange satt hält. Kurzkettige Kohlenhydrate sind hingegen nur kurz der Bringer und machen schnell wieder hungrig. Aber: Alle kohlenhydratreichen Lebensmittel bringen Kalorien mit. Und leider gar nicht mal so wenig. Daher ist es durchaus sinnvoll, bei den kohlenhydratreichen Speisen etwas sparsamer zu sein. Wie kann das funktionieren?

ERSETZ KOHLENHYDRATE DURCH GEMÜSE

Eine tolle Alternative zu herkömmlichen Nudeln sind zum Beispiel selbstgemachte Spaghetti aus Zucchini oder Möhren. Die heißen dann Zoodles, schmecken hervorragend und sind superleicht zubereitet. Du brauchst nur einen Spiralschneider. Es gibt noch viele weitere wunderbare Low-Carb-Alternativen. Du kannst zum Beispiel aus Kohlrabi Fake-Bratkartoffeln oder einen Low-Carb-Kartoffelauflauf machen. Aus Pastinaken oder Kohlrabi werden gute Ofen-Pommes, und aus Blumenkohl wird eine leckere Reis-Alternative. Sogar Pizzateig kannst du mit weniger Kohlenhydraten herstellen, und selbst das Backen funktioniert super, indem du zum Beispiel Kuchen und Co. auf Basis von Kidneybohnen, Zucchini, Leinsamen, Nüssen oder Pseudo-Getreide wie Lupinen oder Buchweizen herstellst. Hier gibt es viele Möglichkeiten. Gib einfach mal Low-Carb-Rezepte in deine Suchmaschine ein und experimentiere ein bisschen herum. Auf dem Arbeitsblatt findest du meine Lieblingsrezepte.

MACH HALBE-HALBE

Du möchtest Kohlenhydrate reduzieren, aber nicht auf deine geliebte Pasta verzichten? Dann mach einfach halbe-halbe. Also eine Hälfte Zoodles, eine Hälfte Vollkornpasta. Oder ein Mix aus Blumenkohl-Reis und Naturreis. Schau auch mal, was für Produkte es noch so im Supermarkt gibt. Linsennudeln oder Rote-Bete-Pasta zum Beispiel. Probier sie einfach mal aus und misch sie unter deine anderen Nudeln.

Und wenn du nichts von weniger Kohlenhydraten wissen möchtest, ist das auch total in Ordnung. Wie gesagt: Kohlenhydrate sind nicht böse, sie sind kein Teufelszeug. Aber überleg dir trotzdem bei jeder Gelegenheit, an welcher Zapfsäule du deine Energie tanken möchtest – und ob es immer gleich die XXL-Portion sein muss. Und, ist klar: Rechne natürlich immer alles in dein Kalorienbudget ein.

Einen habe ich noch: Wenn du Kartoffeln, Pasta oder Reis essen möchtest, kannst du einen super Trick anwenden. Koch sie vor und lass sie dann für etwa zwölf Stunden kühl stehen. Während des Abkühlens verändert sich die chemische Struktur der enthaltenen Stärke. Sie wird zur sogenannten resistenten Stärke. Und die wird langsamer verdaut und hat zirka 20 Prozent weniger Kalorien. Mega, oder? Und logisch – vor dem Verzehr kannst du Kartoffeln und Co. natürlich wieder aufwärmen.

SO LECKER IST LOW-CARB

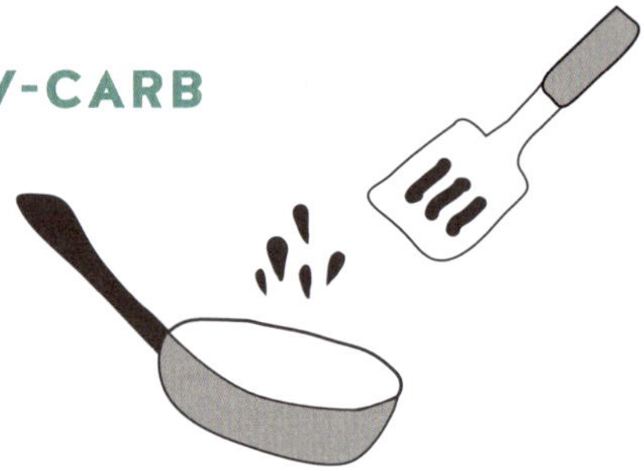

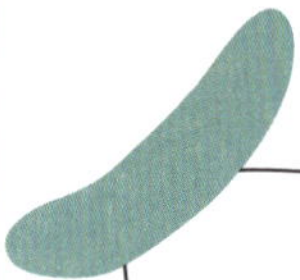

ZOODLES

1 große Zucchini, 2 große Karotten, Salz oder 1 TL Öl

Die Zucchini und die geschälten Möhren mit einem Spiralschneider in Spaghetti-Form schneiden, kurz in Salzwasser kochen oder in ein wenig Öl anbrutzeln.

Ca. 183 Kalorien

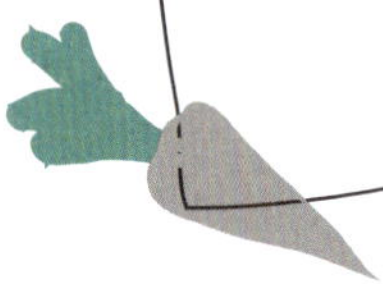

LOW-CARB-PIZZA

1 große Zucchini, Salz, ½ Mozzarella-Kugel, 50 g Parmesan, 1 Ei

Ein Küchensieb mit einem Küchenhandtuch auslegen und die Zucchini hineinreiben. Etwas salzen, eine Viertelstunde ruhen lassen, dann das Tuch nehmen und die Zucchiniraspel fest ausdrücken. Mozzarella und Parmesan in eine Schüssel reiben, Zucchini und Ei dazugeben. Alles zu einem Teig verkneten, ausrollen beziehungsweise flach drücken, auf ein Backblech geben und etwa 20 Minuten im Backofen vorbacken. Den Teig herausnehmen, belegen und weitere 15 Minuten backen.

Ca. 492 Kalorien (ohne Belag)

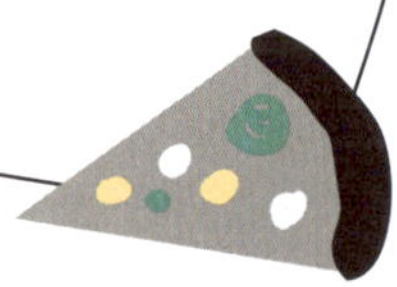

BLUMENKOHLREIS

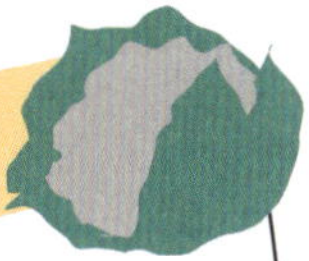

1 großer Blumenkohl,
1 TL Olivenöl

Den Blumenkohl putzen, in grobe Stücke schneiden, waschen und trocken tupfen. Die Kohlstücke in eine Küchenmaschine geben und so gut zerkleinern, bis er optisch so aussieht wie Reis. Anschließend den Kohlreis etwa fünf bis sechs Minuten mit dem Öl in einer Pfanne anbraten, fertig.

Ca. 268 Kalorien

BRATKARTOFFELN AUS KOHLRABI

1 große Kohlrabi, 1 Zwiebel, 2 TL Olivenöl, Pfeffer, Salz, Kräuter deiner Wahl

Kohlrabi schälen, vierteln und mit einer Raspel oder Vierkantreibe dünne Scheiben raspeln. Die Zwiebel schälen, hacken und in 1 TL Olivenöl in der Pfanne anschwitzen. In der Zwischenzeit Kohlrabi mit Kräutern, Pfeffer, Salz und 1 TL Olivenöl in einer Schüssel vermengen, zu den Zwiebeln in die Pfanne geben und bei mittlerer Hitze durchbraten.

Ca. 222 Kalorien

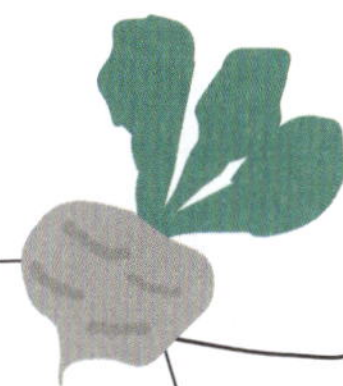

PASTINAKEN-POMMES

500 g Pastinaken, 1 TL Olivenöl, 1 EL Gemüsebrühe, Salz, Pfeffer

Pastinaken waschen, schälen und stifteln. Aus Öl, Gemüsebrühe, Salz und Pfeffer eine Marinade herstellen, die Pastinaken-Pommes darin wenden und danach auf einem Backblech mit Backpapier verteilen. Im vorgeheizten Backofen bei 180–200 °C Ober-/Unterhitze in 20–30 Minuten knusprig backen.

Ca. 363 Kalorien

Tag 15

Find heraus, wie du dich richtig belohnen kannst.

Halbzeit! Zwei Wochen sind jetzt rum – und ganz ehrlich: Hut ab! Du ziehst es richtig toll durch, und ich bin super stolz auf dich. Du hoffentlich auch. Und lass mich raten: Dir ist in den letzten Tagen der Gedanke gekommen, dass du dich gerne für deine ganze Mühe belohnen würdest. Das kann ich sehr gut verstehen. Wenn man sich angestrengt hat, möchte man auch eine kleine Belohnung haben.

Ich finde, die hast du dir auch verdient. Wir dürfen uns jederzeit für unsere harte Arbeit belohnen. Sei es, weil wir schon über zwei Wochen lang an unserer Ernährung gearbeitet und auf Zucker, Fast Food und Alkohol verzichtet haben oder weil wir andere Dinge im Alltag mit Bravour gemeistert haben. Aber nicht vergessen: Eine Belohnung in Form von Essen ist keine Option mehr. Davon haben wir uns verabschiedet, weil wir ja nun wissen, dass uns Schokolade, Pizza und Chips weder trösten noch auf die Schulter klopfen können.

Und darum möchte ich, dass du dir heute mal überlegst, wie du dich noch belohnen könntest. Auf dem Aufgabenblatt findest du Platz für zehn Ideen. Wichtig ist aber, dass du sie relativ schnell umsetzen kannst. Also bestenfalls noch am gleichen Tag. Meine Lieblingsbelohnung ist zum Beispiel ein richtig schöner Sauna-Abend. Da kann ich megagut entspannen, alle Sorgen ausschwitzen und fühle mich danach wie ein neuer Mensch. Und er lässt sich mit relativ wenig Planung gut in meinen Alltag einbauen. Genau so eine Belohnung suchst du dir heute auch. Wichtig ist, dass es eine richtige Belohnung ist, etwas nicht Alltägliches, etwas, das du dir wirklich außerhalb der Reihe gönnst. Das kann eine schöne Massage sein, ein Kinobesuch, ein großer Blumenstrauß oder ein spontaner Besuch beim Friseur. Alles, was dich wirklich belohnt, ist super geeignet, solange es nicht in Form von Essen ist. Und wenn du dich das nächste Mal belohnen möchtest – dann schnappst du dir einfach deine Liste und schaust, wonach dir ist.

Und weißt du, was am Ende die allergrößte Belohnung sein wird? Richtig: Es ist das Erreichen deines Wunschgewichtes und ein gesunder, beweglicher und rundum fitter Körper, der mit allem versorgt ist, was er braucht. Das ist der Grund für all deine Mühe. Das ist dein Ziel und gleichzeitig deine größte Belohnung. Stell dir einfach mal vor, wie viele Glückshormone dann durch deinen Körper flitzen werden. Darauf darfst du dich freuen. Und du darfst dir gerne vorstellen, wie du dann aussehen und wie du dich fühlen wirst. Wie leicht dir das Treppensteigen fallen wird. Wie du endlich den Tanzkurs machst, den du schon immer mal machen wolltest. Dieses gesunde und fitte Leben ist deine Belohnung.

Nun lass ich dich in Ruhe dein Arbeitsblatt ausfüllen, damit du auch noch ein paar Belohnungen für zwischendurch finden kannst, bis der große Moment kommt. Bis morgen, mach's gut!

MEINE BELOHNUNGSLISTE

Wenn du in Zukunft das Bedürfnis hast, dich zu belohnen oder für einen anstrengenden Tag zu entschädigen, solltest du nicht mehr zum Essen greifen. Überleg dir stattdessen zehn Belohnungen, mit denen du dir den Tag oder den Abend verschönern könntest. Bei Bedarf kannst du dann schnell darauf zugreifen, ohne lange überlegen zu müssen.

Mein Tipp

Überleg dir Belohnungen, die du zeitnah umsetzen kannst, wie einen Besuch in der Sauna oder eine Massage.

Tag 16

Meine Ideen für ein leckeres und gehaltvolles Frühstück.

Hi, schön, dass du wieder da bist. Heute geht es um die erste Mahlzeit des Tages. Mit dem Frühstück ist es ja so eine Sache: Was ist eigentlich gesund und gut für mich? Und: Soll ich überhaupt frühstücken?

Also, was alles nicht gesund ist, kannst du dir sicher schon denken: zum Beispiel dick Marmelade oder Schokocreme auf 'nem Brötchen, ein deftiges Fast-Food-Frühstück, die meisten Produkte, die du beim Bäcker oder im Coffeeshop kaufen kannst, Gebäck und süße Brötchen, Muffins und Kekse. Und natürlich Cornflakes und dick gezuckerte Fertig-Müslis. Wieso, ist klar. Sie passen einfach nicht zu einer gesunden Ernährung und enthalten oft wahnsinnig viel Zucker und ungesunde Fette. Und die sind oft auch noch versteckt. Das belegte Körnerbrötchen beim Bäcker mit Gurke und Salat drauf liefert durch die dicke Butter und die Remoulade 500 bis 600 Kalorien – allein zum Frühstück. Also: Als Ausnahme kannst du dir das alles natürlich mal gönnen, aber dann iss das ganze Zeug nicht nebenbei, im Gehen oder in der Bahn, sondern zelebriere es. Iss bewusst, damit du deinen Muffin oder dein Remo-Brötchen mit allen Sinnen richtig schön genießen kannst.

Tja, aber was ist denn nun gesund? Fangen wir an mit den Menschen, die überhaupt nicht frühstücken. Das betrifft die Frühstücksmuffel-Fraktion und die Fans von intermittierendem Fasten, auch bekannt als Intervallfasten. Bei dem Konzept isst man nur in einem vorgegebenen

Zeitfenster, zum Beispiel acht Stunden am Tag, und verzichtet den Rest des Tages aufs Essen. Das hat zum einen den Effekt, dass du dir die Kalorien einer ganzen Mahlzeit sparst, zum anderen kommt es durch das Fasten auch zu heilsamen biochemischen Veränderungen im Körper, etwa zu einem verbesserten Zucker- und Fettstoffwechsel, und es werden Stoffe ausgeschüttet, die Entzündungen dämpfen können. Zudem setzt die Nahrungspause im Körper eine Art Reinigungsprozess in den Zellen in Gang, die sogenannte Autophagie. Und die wiederum soll den Alterungsprozess verlangsamen können. Wenn das etwas für dich sein könnte: einfach mal intermittierendes Fasten oder Intervallfasten in die Suchmaschine eingeben.

Ich persönlich liebe mein Frühstück viel zu sehr, um darauf zu verzichten. Außerdem kannst du deinem Körper mit einem ausgewogenen Frühstück schon morgens wichtige Nährstoffe zur Verfügung stellen. Daher habe ich dir heute sieben Ideen für ein gesundes Frühstück mitgebracht, eins für jeden Tag der Woche sozusagen. Und alle sind super für dich! Aber nicht vergessen: Am Ende des Tages zählt das, was unterm Strich steht. Also ob du in deinem Kalorienbudget geblieben bist oder nicht.

VOLLKORNBROT

Fangen wir mit dem Klassiker an, dem Brot. Die Deutschen lieben Brot. Und das ist auch total okay, solange es hochwertiges Brot aus dem vollen Korn ist. Denn nur dann stecken auch noch ein paar wertvolle Nährstoffe in deiner Scheibe. Wenn du Kalorien sparen möchtest, verwendest du statt Butter Hüttenkäse, Frischkäse, Hummus oder Quark – am besten selbst angerührt, dann weißt du genau, was drinsteckt. Und oben drauf kommt dann ein leckerer Belag nach Wahl. Hier bietet sich natürlich Gemüse an, wie Tomaten, Gurken, Radieschen und Co. Sie enthalten wenig Kalorien, aber viele gute Nährstoffe. Aber auch eine Scheibe Käse ist okay, wenn du Lust darauf hast, genau wie ein Ei. Bei Wurst bin ich persönlich vorsichtig. Verarbeitetes Fleisch ist wie gesagt nicht gerade gesund und daher nicht unbedingt die beste Wahl. Wenn du trotzdem Wurst essen möchtest, achte auf Bio-Qualität. Und es lohnt sich, mit Hilfe deiner App oder den Nährwertangaben auf der Verpackung zu vergleichen, was wo drinsteckt.

MAGERQUARK ODER NATURJOGHURT MIT BEEREN

Wenn du eher der Obst-Typ bist, lege ich dir die Variante Magerquark oder Naturjoghurt mit Beeren ans Herz. Dieser Mix ist wirklich richtig, richtig lecker und noch dazu eine perfekte Eiweißquelle: Magerquark und Naturjoghurt enthalten nämlich eine solide Portion Eiweiß, und das ist ein super Sattmacher und noch dazu gut für den Muskelaufbau. Wenn du möchtest, gibst du noch einen Schuss Milch dazu, dann wird's cremiger. Haferflocken und gehackte Nüsse machen das Frühstück noch etwas nahrhafter.

OVERNIGHT OATS

Perfekt für alle, die gerne etwas später im Büro frühstücken, sind die Overnight Oats, denn sie kommen im Schraubglas daher. Wahrscheinlich kennst du sie schon aus deiner Kindheit. Ich sag nur: Haferbrei. Nur eben in kalt und mit 'nem schickeren Namen. Die Haferflocken werden über Nacht in Wasser eingeweicht, dann können die so richtig schön entspannt aufquellen. Wenn dir das zu fade ist, kannst du auch Milch oder Pflanzendrink nehmen. Leinsamen können auch gerne mit ins Glas. Umrühren und über Nacht in den Kühlschrank stellen. Und am nächsten Morgen kommt nur noch das Topping drauf, und zwar in Form von klein geschnippeltem Obst – fertig ist das Gesund-Frühstück. Am besten geeignet sind Beeren, aber auch andere Sorten, die nicht ganz so viel Fruchtzucker enthalten. Dann den Deckel drauf und ab ins Büro.

GRÜNER SMOOTHIE

Du trinkst morgens lieber? Dann gönn dir zum Frühstück einen Smoothie. Aber keinen Fertig-Smoothie aus der Kühltheke, denn darin steckt jede Menge Fruchtzucker. Mix dir lieber selbst einen, und zwar im Grün-Format, also aus Gemüse. Das ist anfangs etwas gewöhnungsbedürftig, aber mit der Zeit schmeckt es tatsächlich immer besser. Und im Gegensatz zum Obst-Inferno aus dem Supermarkt schenkst du deinem Körper mit einem grünen Smoothie wirklich ordentliche Nährstoffe. Meine Lieblingskombi ist diese hier: zwei Teile Gemüse, ein Teil Obst, ein Teil Naturjoghurt und ein Teil Wasser. Wichtig ist: Obst und Gemüse am besten in Bio-Qualität kaufen, und nach Möglichkeit saisonal und regional. Dann bekommst du das Beste vom Besten.

GEMÜSE-RÜHREI

Wegen ihres Cholesteringehalts hatten Eier ja lange Zeit keinen besonders guten Ruf – aber mittlerweile wurde das gute alte Ei wieder rehabilitiert. Es kommt aber natürlich auch auf die Zubereitung an: mit Speck und in Schmalz gebraten, bleibt nicht mehr viel Gutes darüber zu sagen. Aber: Wenn du dein Ei gekocht oder in Form von Rührei mit Gemüse isst – dann ist es nicht nur wahnsinnig lecker, sondern auch nahrhaft, sättigend und gesund. Ich schnippel mir immer eine bunte Mischung ins Rührei – einfach alles an Gemüse, was noch im Kühlschrank liegt und aufgebraucht werden muss. Und das Beste daran ist, dass die Eier lange satt machen, denn da stecken wertvolle Sattmacher-Proteine drin, und du holst dir auch noch ein paar Nährstoffe, wie Calcium, Eisen und Selen sowie die Vitamine A, D und E und B12 auf den Teller.

OMELETTE-MUFFINS

Diese leckere Frühstücksidee mit Ei ist auch zum Mitnehmen geeignet. Einfach Gemüse nach Wahl klein schnippeln, in Muffin-Förmchen füllen, die angerührte Rührei-Mischung darübergeben und im Ofen backen. Ich nehme die Dinger gerne mit ins Büro oder zum Dreh. Und auch bei Partys sind sie sehr beliebt.

HIRSE-CRUNCH

Diese Frühstücksvariante hattest du wahrscheinlich noch nicht auf dem Zettel: Hirse-Crunch. Mal was ganz anderes! Einfach mit Pflanzenmilch aufkochen, eine Prise Zimt und etwas Obst zufügen – fertig ist das Sonntagsfrühstück.

Du siehst also: Es gibt so viele wunderbare Arten, gesund zu frühstücken, mit Nährstoffen, die Energie schenken und lange satt machen. Du könntest quasi jeden Tag was anderes essen und natürlich immer wieder variieren, zum Beispiel beim Obst oder beim Gemüse. Auf dem Aufgabenblatt für heute findest du einen kleinen Frühstücks-Wochenplan mit meinen Lieblingsrezepten. Vielleicht probierst du die ja in den kommenden Tagen gleich mal aus.

Viel Spaß beim Ausprobieren! Genieß dein Frühstück!

WILLKOMMEN IM BREAKFAST-CLUB

Die erste Mahlzeit des Tages kann richtig lecker sein. Ich habe einen abwechslungsreichen Wochenplan für dich erstellt.

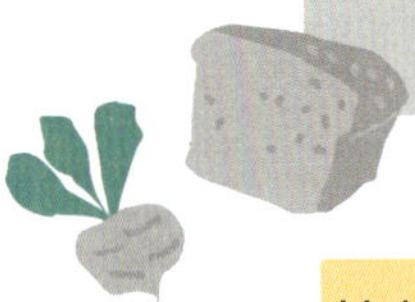

MONTAG

Vollkornbrot mit Gemüse

2 Scheiben Vollkornbrot, 40 g Frischkäse (0,2 %), 50 g Gurke, 50 g Radieschen, 50 g Cocktailtomaten

Brot mit Frischkäse bestreichen und mit Gurke, Radieschen und Tomaten belegen.

Ca. 310 Kalorien

DIENSTAG

Joghurt mit Beeren

200 g Naturjoghurt (1,5 %), 50 g Heidelbeeren, 50 g Himbeeren, 1 EL Haferflocken, 20 g gehackte Walnüsse

Alle Zutaten gut vermischen.

Ca. 350 Kalorien

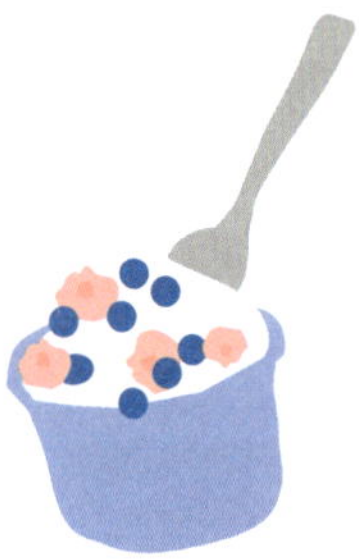

MITTWOCH

Overnight-Oats

4 EL Haferflocken, 16 EL Wasser, 1 EL Leinsamen, 50 g Heidelbeeren, 50 g Himbeeren

Haferflocken und Leinsamen über Nacht in Wasser einweichen. Am nächsten Morgen die Beeren untermischen.

Ca. 250 Kalorien

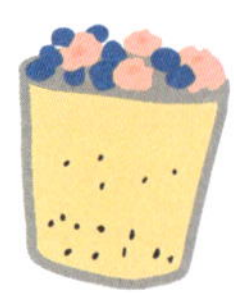

DONNERSTAG

Grüner Smoothie

100 g Blattspinat, 100 g Gurke, 100 g Kiwi, 100 g Naturjoghurt, 100 ml Wasser

Alle Zutaten zu einem Smoothie mixen.

Ca. 175 Kalorien

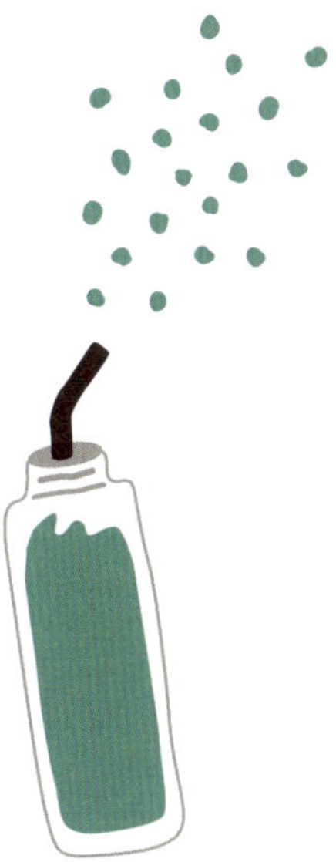

FREITAG

Omelette-Muffins

2 Eier, 3 EL Milch (1,5 %), 50 g Mozzarella, 50 g Cocktailtomaten, Salz, Pfeffer

Eier mit Milch mischen. Mozzarella und Tomaten klein schneiden, salzen, pfeffern und in zwei Muffinförmchen füllen. Eiermilch drübergießen und bei 160 °C (Ober-/Unterhitze) 30 Min. backen.

Ca. 315 Kalorien

SAMSTAG

Gemüse-Rührei

2 Eier, 3 EL Milch (1,5 %), 50 g Tomaten, 50 g Zucchini, 50 Champignons, Salz, Pfeffer

Eier mit Milch mischen. Klein geschnittene Tomaten, Zucchini und Champignons untermengen, salzen und pfeffern. In einer beschichten Pfanne braten.

Ca. 200 Kalorien

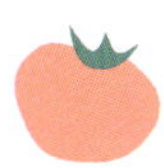

SONNTAG

Hirse-Crunch

80 ml Wasser, 80 ml Mandelmilch, Zimt, 50 g Hirse, 1 Apfel, 10 g Walnüsse

Wasser und Mandeldrink mit 1 Prise Zimt aufkochen. Hirse unterrühren und 15 Minuten köcheln. Apfel schälen, in kleine Stücke schneiden und mit etwas Zimt mischen. Mit Hirse vermengen und gehackten Walnüssen bestreuen.

Ca. 330 Kalorien

Tag 17

Manchmal verlässt einen das Durchhaltevermögen. Heute erfährst du, wie du damit umgehen kannst.

Es gibt diese Tage, an denen man am liebsten hinwerfen möchte und sagt: „Ich schaff das nicht, ich geb auf!“ Dass man mal zweifelt, den Glauben an sich oder an eine Sache verliert, ist normal. Jeder von uns hat diese Selbstzweifel, und niemand kann sie leiden. Die Frage ist, wie wir damit umgehen.

Damit es dir leichterfällt, deinen Weg weiterzugehen, auch wenn gerade kein Licht am Ende des Tunnels zu sehen ist, musst du dein Ziel kennen und es ganz genau definieren. Das haben wir ja schon gemacht – du weißt also, worauf du hinarbeitest. Wenn du allerdings an deinem Weg zweifelst, ist es hilfreich, dir dein Ziel beziehungsweise deine Ziele noch einmal näher anzusehen, und zwar mit diesen Fragen:

- IST DEIN ZIEL REALISTISCH, ODER HAST DU ES ZU HOCH GESTECKT?
- IST ES SINNVOLL, DAS ZIEL ZU KORRIGIEREN BZW. ANZUPASSEN?

Auf dem Weg wird uns nämlich manchmal klar, dass es eher unwahrscheinlich ist, unser Ziel zu erreichen. Wenn wir uns zum Beispiel eine hohe Gewichtsabnahme in sehr kurzer Zeit als Ziel gesetzt haben. Das ist nun mal leider nicht realistisch. Aber: Das bedeutet nicht, dass du mit weniger zufrieden sein solltest. Besinn dich vielmehr auf das, was machbar ist, und gibt dir einfach mehr Zeit, dein Ziel zu erreichen. Das gilt fürs Abnehmen, aber auch für andere Ziele im Leben. Es ist in Ordnung, sie hin und wieder zu überprüfen und anzupassen – und dann wieder durchzustarten. Und dann gibt es natürlich noch ein paar Kniffe in meiner persönlichen Trickkiste, auf die ich zurückgreife, wenn ich merke, dass ich am liebsten alles hinschmeißen würde:

BITTE UM HILFE

Wenn ich merke, dass ich kurz davor bin aufzugeben, dann suche ich mir Unterstützung. Oder besser gesagt, ich suche mir jemanden, der mitmacht. Entweder indem er oder sie die Sache mit mir durchzieht – oder indem er oder sie mir hilft, durchzuhalten. Wenn du zum Beispiel befürchtest, dass du beim Einkaufen am Süßigkeitenregal schwach werden könntest, dann frag deinen Partner oder deine Partnerin, ob er oder sie den Einkauf künftig übernehmen kann. Und vor allem: Sei ehrlich, was deine Gründe angeht. Glaub mir, niemand wird dich verurteilen oder belächeln. Um Hilfe zu bitten, ist nämlich ein Zeichen von Stärke.

NIMM DIR DEINE ETAPPEN VOR

Wie gesagt: Es spricht nichts dagegen, deine Ziele noch einmal anzupacken. Und das gilt natürlich auch für deine Etappenziele. Wenn du merkst, es wird zu heftig, dann unterteile sie noch mal in kleinere Schritte. Nur weil du deinen Weg vielleicht etwas langsamer gehst als geplant, bedeutet das nicht, dass du versagst. Ganz im Gegenteil, solange du weitergehst, ist jeder Schritt ein Erfolg.

LASS DICH INSPIRIEREN

Such dir Vorbilder, und zwar in Form von Menschen, die schon einen ähnlichen Weg gegangen sind. Tausch dich mit ihnen aus und hol dir Tipps, wie sie ihre Zweifel und Probleme aus dem Weg geräumt haben. Diese Leute findest du in Abnehm- oder Sportgruppen, im Freundes- und Bekanntenkreis, in der Familie – aber auch online. Gerade in den sozialen Medien gibt es mittlerweile etliche Personen, die ihren Abnehmweg mit anderen teilen, ihre Erfolge und Misserfolge, Tipps und Tricks. Das ist wahnsinnig motivierend, weil du siehst: Wow, es ist möglich! Das Aufgabenblatt regt dich dazu an, diese Menschen ausfindig zu machen.

SORTIER DEINE GEDANKEN

Setz dich in Momenten des Zweifelns einfach mal mit Stift und Zettel hin und schreib auf, warum du glaubst, dass du es nicht schaffen kannst. Ich garantiere dir, wenn du das schwarz auf weiß siehst und dich dann an deine Beweggründe erinnerst, warum du überhaupt losgelegt hast, wirst du feststellen, dass die Zweifel gar nicht so viel Gewicht haben.

BEHALT DEN WICHTIGSTEN GRUND IM BLICK

Das ist mein ganz persönlicher Durchhalte-Helfer: Damit es gar nicht erst zu Zweifeln kommt, schreibe ich meinen Hauptgrund auf einen Zettel und klebe ihn an die Innentür meines Kleiderschranks. Ja, im Ernst, so sehe ich ihn jeden Morgen, wenn ich mir 'ne neue Unterbuxe aus der Schublade hole, und erinnere mich daran, warum ich einen bestimmten Weg eingeschlagen habe – selbst wenn er mal steinig ist.

Und nicht vergessen: Über Hürden kann man drüberspringen, auch wenn man manchmal einen Anlauf mehr braucht!

AUFGEBEN IST NICHT!

Wenn du alles hinschmeißen und aufgeben willst, dann mach das nicht mit dir allein aus. Bitte deine Herzensmenschen um Unterstützung oder lass dich von Menschen inspirieren, die bereits einen ähnlichen Weg gemeistert haben. Und damit du im Ernstfall nicht vergisst, wer diese Personen sind, kommen ihre Namen hier aufs Arbeitsblatt.

WELCHE MENSCHEN AUS DEINEM UMFELD KÖNNTEST DU UM HILFE BITTEN – UND WAS KÖNNEN SIE FÜR DICH TUN?

SUCH AUF SOCIAL MEDIA DREI LEUTE, DIE DICH INSPIRIEREN KÖNNTEN, UND FOLGE IHNEN.

Tag 18

Beim Kochen kannst du easy ein paar Kalorien einsparen – wie genau, das verrate ich dir heute.

Hallo, schön, dich zu sehen. Heute habe ich all meine Lieblingstipps für dich dabei, wie du in der Küche hier und dort ein bisschen tricksen kannst. Zum Beispiel beim Anrühren von Soßen oder beim Garen von Gemüse. Es gibt nämlich tatsächlich ein paar Kniffe, wie du hier und dort ein paar Kalorien einsparen kannst, ohne dass der Genuss zu kurz kommt. Denn das wollen wir ja nicht. Essen ist und bleibt schließlich etwas Schönes, und das dürfen wir auch genießen. Fangen wir mit der richtigen Ausstattung an.

Wenn du weniger Fett verwenden möchtest, eignet sich eine gut **beschichtete Pfanne**, denn dank der Beschichtung brauchst du darin meistens nur einen Hauch Öl. Und den verteilst du am besten mit einem Öl-Sprüher. Damit kannst du das Öl schnell und gleichmäßig in der Pfanne verteilen, und zwar hauchdünn. Das finde ich wirklich super praktisch. Oder du nimmst einen Pinsel, mit dem klappt das Verteilen nämlich auch sehr gut.

Dann brauchst du natürlich einen **Kochtopf**, um Gemüse zu dünsten. Das ist wirklich super easy und die gesunden Inhaltsstoffe bleiben zu großen Teilen erhalten. Einfach Gemüse klein schneiden, in den Topf damit, drei Esslöffel Wasser dazu, Deckel drauf und zehn Minuten bei mittlerer Hitze köcheln lassen. Feste Sorten, wie zum Beispiel Möhren, Blumenkohl, Brokkoli und Kohlrabi kommen zuerst in den Topf. Weiches Gemüse, wie Tomaten, Pilze, Zucchini oder Paprika, gibst du später hinzu. Dann wird alles gleichzeitig fertig. Einige Sorten, wie Kartoffeln oder grüne Bohnen, können nicht gedünstet, sondern müssen gekocht werden. Aber vielen Gemüsesorten tut Hitze leider ganz und gar nicht gut. Sie verlieren durch langes Kochen in viel Wasser ihre Vitamine und Spurenelemente. Beim Dünsten kommt das Gemüse hingegen nur mit wenig Wasser in Kontakt und die wasserlöslichen Inhaltsstoffe gehen nicht verloren.

Nun kommen wir zu einem tollen Gerät, das fast jede und jeder in der Küche hat: der **Backofen**. Er sollte wirklich zu deinem neuen besten Freund werden, denn im Ofen brauchst du wenig bis kein Fett. Ofengemüse kommt zum Beispiel einfach so aufs Blech, mit einem Hauch Olivenöl, und wird dann herrlich knusprig und mega lecker. Gemüse einfach klein schneiden, in eine Schüssel geben, würzen, mit ein bis zwei Teelöffel Olivenöl beträufeln und gut vermischen. Dann ab aufs Blech damit und 20 bis 25 Minuten garen.

Perfekt für das Garen im Backofen ist der **Römertopf**. Sieht altmodisch aus und klingt auch so, hat in den letzten Jahren aber ein echtes Comeback gefeiert. In dem Tontopf kann man nämlich fast alles zubereiten, ohne viel Aufwand – und vor allem: ohne viel Fett. Während des Garens bildet sich im Topf nämlich ein dichter Dunst aus der vom Gargut und vom Römertopf abgegebenen Flüssigkeit, weshalb man hier auch vom Dunstgaren spricht. So bleiben die Speisen voll im Saft, sind sehr verträglich und bleiben reich an Vitaminen.

Für die Küchenprofis gibt es noch viele weitere tolle Geräte, wie zum Beispiel eine **Heißluftfritteuse**. Sie ist prima geeignet, um zum Beispiel Pommes frites in der kalorienarmen Variante herzustellen. Sie gart nicht in heißem Fett, wie herkömmliche Fritteusen, sondern mit heißer Luft.

Ganz ohne Fett arbeiten kannst du auch mit Hilfe eines **Dampfgarers**. Er arbeitet mit Wasserdampf, sodass alle Vitamine und Co. bei der Zubereitung erhalten bleiben. Sogar Fisch und Fleisch kann man damit garen.

Zum Schluss haben wir noch den **Grill**. Bei der Zubereitung genügt es, den Rost dünn mit Öl zu bestreichen. Und wer keinen Garten oder Balkon hat, kann auch einen praktischen Kontaktgrill mit Antihaftbeschichtung verwenden. Er kommt sogar ganz ohne Fett aus.

Und jetzt verrate ich dir auch noch ein paar kleine Tricks für die Zubereitung.

Ersetz Kohlenhydrat-Beilagen. Darüber haben wir an Tag 14 schon gesprochen: Du kannst zum Beispiel deine Nudeln zur Hälfte durch Gemüse-Zoodles ersetzen. Oder du machst deinen Reis aus Blumenkohl. Oder du ersetzt die Hälfte deiner Kartoffel-Beilage durch einen leckeren Gurkensalat. Je mehr du hier trickst, desto weniger Kalorien landen auf deinem Teller und desto leichter fällt es dir, locker und entspannt mit deinem Kalorienbudget auszukommen.

Wähl fettarmes Fleisch und das richtige Öl zum Braten. Wenn du Fleisch essen möchtest, empfehle ich dir, zu mageren Sorten zu greifen und sichtbares Fett vor der Zubereitung abzuschneiden. Beim Hack ist Tatar vom Rind die fettärmste Wahl. Zum Braten eignen sich Raps- oder Sonnenblumenöl, denn sie halten auch hohen Temperaturen stand.

Richt eine Abtropfstation ein. Wenn du Fleisch, Buletten oder Tofu in der Pfanne zubereitest, leg sie danach nicht direkt auf den Teller, sondern noch kurz auf ein Stück Küchenkrepp: Das saugt das überschüssige Fett auf.

Verzicht auf alles mit Panade. Panade saugt sich beim Braten nämlich so richtig schön mit Fett voll, wie ein dicker Schwamm. Wenn es doch mal unbedingt ein Fischstäbchen sein muss – weil du einfach so Lust darauf hast – dann gare die Stäbchen im Backofen, ohne Fett. Das macht sie noch lange nicht gesund, aber du sparst immerhin einige Kalorien.

Brat auch mal ohne Fett. Ja, das ist tatsächlich oft gut möglich, vor allem in einer gut beschichteten Pfanne. Statt Öl kannst du auch ein bisschen Mineralwasser oder Brühe zum Anbraten nehmen. Klappt aber nicht immer.

Rühr dein Dressing selbst an. Du weißt ja, Fertigsoßen sind nicht sonderlich gesund, das gilt natürlich auch für Salatdressing. Da stecken nämlich nicht nur Zusatzstoffe drin, sondern auch noch ordentlich Zucker. Also: Selbst anrühren ist hier die Devise. Am besten mit einem leckeren Öl, wie Walnuss-, Raps-, Oliven- oder Kürbiskernöl. Dann bekommst du auch gleich noch ein paar wertvolle Fettsäuren dazu.

Marinier Gemüse, Fleisch, Fisch und Co. Das geht ganz wunderbar, zum Beispiel mit Joghurt, Buttermilch, Sojasoße oder Balsamico, vermischt mit ein wenig Öl und Gewürzen. Lecker, sag ich dir.

Mach deine Soßen leichter. Ich weiß, ich weiß: So eine Sahnesoße ist schon verdammt lecker. Aber es geht auch ein bisschen leichter. Statt Sahne oder Crème fraîche (beides 30 % Fett) könntest du zum Beispiel auch mal Kochsahne (15 % Fett) oder Sojacreme (16 % Fett) ausprobieren. Auch Hafer-Cuisine (13 % Fett) und Frischkäse sind eine Option.

Wandle Rezepte ab. Im Internet gibt es eigentlich jedes Rezept in der kalorienarmen Form – du musst es nur in die Suchmaschine eingeben. Neulich habe ich zum Beispiel einfach mal „Lasagne low carb" eingegeben und – zack – hatte ich ein richtig leckeres Rezept auf dem Bildschirm. Statt der Nudelplatten wurden gebackene Auberginen- und Zucchinischeiben verwendet, die Bolognese war mit Rinder-Tatar und statt der Bechamelsoße gab's eine Frischkäsesoße. War sehr lecker.

Bevor ich dich für heute entlasse: Morgen geht's wieder auf die Waage und ans Maßband. Lies also am besten morgens weiter. Ich bin schon richtig gespannt und freue mich darauf, deine Fortschritte zu sehen. Du hoffentlich auch.

Tag 19

*Heute geht's wieder auf die Waage.
Ich bin gespannt – du auch?*

Willkommen zum Wiegetag Nummer 2! Ich wette, du bist super gespannt, was sich in den letzten Tagen alles getan hat! Realistisch sind 0,5 bis 1 Kilo Fettmasse weniger – auf der Waage könnten es aber auch etwas mehr oder weniger sein, du weißt, da gibt es ein paar Faktoren, die das Ergebnis verfälschen können, wie der Darminhalt oder Wassereinlagerungen.

Jetzt geht's auf die Waage. Wie immer mit möglichst wenig Kleidung. Ich hoffe, du bist gerade mehr als zufrieden mit deinem Körper. Und natürlich mit dir. Auch wenn da nicht deine Wunschzahl steht, kannst du stolz sein. Denn du isst jeden Tag gesund, und das ist schon mehr, als die meisten anderen Menschen von sich behaupten können. Hab Vertrauen, dein Körper wird irgendwann loslassen. Und wer weiß – vielleicht hat er längst losgelassen. Nimm das Maßband und miss dich wieder von Kopf bis Fuß aus – ich bin mir sicher, du wirst eine Veränderung messen. All diese Zahlen trägst du auf deinem Arbeitsblatt ein.

Wenn du nicht überzeugt bist, habe ich noch einen Tipp für dich: Mach den Kleidungscheck. Schnapp dir eine Jeans, die vorher immer ein bisschen knapp war, und zieh sie an. Du wirst merken, das fühlt sich schon anders an, da zwickt es nicht mehr so wie vor drei Wochen, oder? Ein megaschönes Gefühl, finde ich. Da merkt man richtig: Da tut sich was. Dein Körper arbeitet daran, den Ballast loszuwerden.

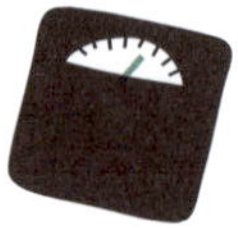

WIEGETAG 2

Heute geht's wieder auf die Waage. Danach schnappst du dir dein Maßband und überprüfst deine Erfolge der letzten zehn Tage.

1. ....
2. ....
3. ....
4. ....
5. ....
6. ....

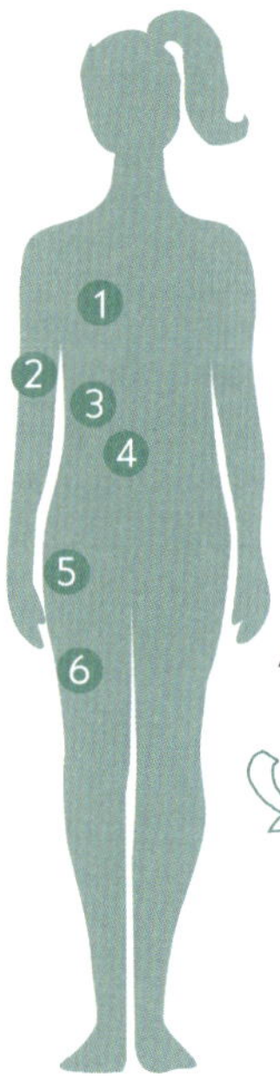

1. BRUST
2. ARM
3. TAILLE
4. BAUCH
5. HÜFTE
6. BEIN

MEIN GEWICHT AM:

....

IN KG:

....

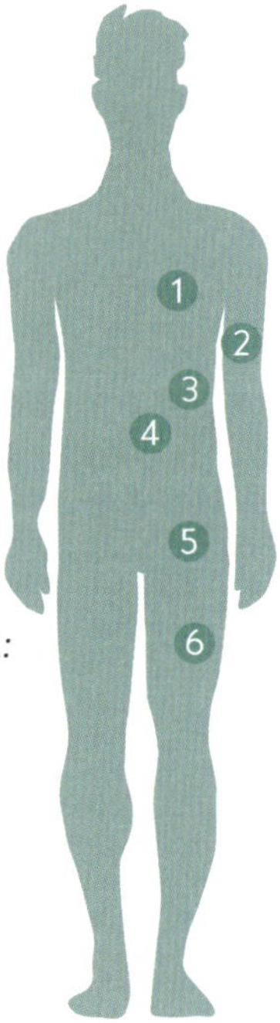

1. ....
2. ....
3. ....
4. ....
5. ....
6. ....

Mein Tipp

Die Waage sollte immer am gleichen Ort stehen, so vermeidest du verfälschte Ergebnisse.

Tag 20

Rein ins Vergnügen. Heute bringen wir frischen Wind in die Bude.

Hey, schön, dass du wieder da bist. Na, wie fühlst du dich heute? Ich hoffe natürlich, es geht dir gut, aber ich kann es auch absolut verstehen, wenn die Ernährungsumstellung ein bisschen an deinen Kräften zehrt. Und deshalb unternehmen wir heute mal wieder etwas Tolles zusammen. Ich sage nur: Selbstfürsorge-Tag. Den hast du dir nämlich absolut verdient. Du erinnerst dich – an Tag 10 haben wir darüber gesprochen, wie wichtig regelmäßige Selbstfürsorge ist, und wir haben gemeinsam ein paar Ideen gesammelt, was du tun kannst, um mal so richtig abzuschalten und zu entspannen. Ich hoffe, du hast dir seitdem auch wirklich mal die eine oder andere Auszeit gegönnt. Das kannst du nämlich so oft machen, wie du möchtest.

Was den heutigen Selbstfürsorge-Tag angeht, gehen meine Ideen allerdings in eine etwas andere Richtung. Selfcare à la Johannes, sozusagen. Ich habe mir nämlich überlegt, dass es spannend wäre, heute mal einen Selbstfürsorge-Tag mit etwas mehr Action einzulegen. Du weißt schon: raus aus der Komfortzone. Und ja: Ich weiß, dass es dort schön muckelig und gemütlich ist. Aber wenn du nicht auch mal um die Ecke schaust, wie willst du dann herausfinden, was in Wahrheit eine Wohltat für dich ist, obwohl es sich erst mal gar nicht nach Komfortzone anhört?

So, und deshalb gibt's heute meine ganz persönlichen Ideen für einen aktiven Selfcare-Tag.

SELFCARE-TAG-IDEE NUMMER 1: ERKUNDE DEINE UMGEBUNG

Und zwar zu Fuß oder mit dem Fahrrad. Ich weiß, das hört sich erst mal unspektakulär an, vielleicht sogar langweilig. Ist es aber überhaupt nicht. Vor allem, wenn du deinen Weg achtsam beschreitest. Das bedeutet, du versuchst alles um dich herum bewusst, aber wertungsfrei wahrzunehmen und in dich aufzusaugen. Gerüche, Geräusche, Bilder und das Gefühl von der frischen Luft auf deiner Haut. Nimm dir dafür gerne mehrere Stunden Zeit und lass dich einfach treiben. Mach zwischendurch eine Pause in einem Café oder plane ein kleines Rohkost-Picknick ein. Wichtig ist bei deiner Stadt-Feld-Wald-oder-Wiesen-Tour: Nicht das Tempo zählt, sondern der Weg an sich. Geh oder radle ihn ganz bewusst und in Ruhe. Atme tief durch und genieß die gleichmäßige Bewegung. Durch die körperliche Aktivität werden deine Muskeln und auch dein Gehirn intensiver durchblutet. Das schafft neue Ideen und fördert deine Motivation für noch mehr Neues in deinem Leben. Außerdem werden vermehrt Glückshormone freigesetzt – die perfekte Selbstfürsorge.

SELFCARE-TAG-IDEE NUMMER 2: BEFREI DICH VON ALTLASTEN

Damit meine ich Ausmisten und Aufräumen. Eigentlich gehört beides ja eher zu den ungeliebten Aufgaben, die man gerne mal vor sich herschiebt – aber damit ist jetzt Schluss! Denn das Ausmisten von materiellen Dingen schafft nicht nur Platz in deinem Zuhause, sondern befreit dich auch gleichzeitig von emotionalem Ballast. Ganz abgesehen davon, dass das Aus- und Einräumen, das Hin- und Hertragen und das Von-A-nach-B-Sortieren auch deinen Körper ordentlich in Bewegung versetzt. Genau deshalb zählt das Ausmisten für mich zu einer der wichtigsten Selbstfürsorge-Routinen überhaupt. Es tut unglaublich gut, diese ganzen kleinen Entscheidungen zu treffen: Das Teil kommt in die Flohmarktkiste, dieses Möbelstück spende ich, alle Socken mit mehr als drei Löchern wandern endlich in die Tonne, und wo kommt eigentlich dieses T-Shirt her? Ausmisten ist eine tolle Möglichkeit, belastende Dinge loszuwerden und den frei gewordenen Raum mit frischer Energie zu füllen. Wichtig ist nur: Nimm dir nicht direkt den gesamten Dachboden vor, sondern erst eine Kommode, dann ein Schrankabteil ... Und danach freust du dich über das „Ich hab ordentlich was geschafft"-Gefühl.

SELFCARE-TAG-IDEE NUMMER 3: SUCH DIE HERAUSFORDERUNG

Hierzu muss ich erst einmal eine kleine Geschichte erzählen. Im Umland von Hamburg sind in den letzten Jahren viele Kletter- und Hochseilgärten entstanden. Und ich dachte immer: „Joa, nett für die Kids!" Tja, das war ein klarer Fall von „Falsch gedacht, lieber Johannes!". Als ich nämlich das erste Mal in so einem Klettergarten war und gerade mein Buch rausholen wollte, hieß es: „So haben wir nicht gewettet, wir gehen alle klettern." Und zack, hatte ich einen Helm auf'm Kopf und ein Klettergeschirr um die Hüften, und bevor ich wusste, wie mir geschieht, habe ich versucht, über echt dünne Seile von einem Baum zum anderen zu balancieren, bin Strickleitern raufgeklettert – viel höher, als mir lieb war – und über eine Zipline am Ende wieder runtergesaust. Und ich kann wirklich nicht beschreiben, was das in mir ausgelöst hat. Meine Gedanken haben schon vor dem ersten Baumwipfel von „Das ist nur was für Kinder" zu „Was mache ich hier eigentlich?" gewechselt, und ich muss zugeben, so einfach, wie ich es eingeschätzt hatte, war es absolut nicht. Was ich dir damit sagen will: Du kannst deinen Selfcare-Tag super dazu nutzen, um neue Aktivitäten auszuprobieren. Wie wäre es zum Beispiel mal mit einer Runde Stand-up-Paddling, einer Kanufahrt oder einem Zumba-Schnupperkurs im Fitnessstudio? Vielleicht denkst du:

Und was ist, wenn ich dabei doof aussehe? Ich sag's dir: Das ist komplett egal! Niemand, der etwas zum ersten Mal macht, ist ein Profi. Und wenn es dir hilft, dann stell dir einfach vor, wie ich versuche, mich von Baumkrone zu Baumkrone zu schwingen, während sich hinter mir bereits eine Schlange von Kindern und Jugendlichen gebildet hat, die ungeduldig darauf warten, dass der langsame Erwachsene endlich den Weg freimacht.

So, und wenn dir jetzt direkt ein paar Aktivitäten in den Kopf kommen, die du gerne mal ausprobieren würdest, dann schreib sie aufs heutige Arbeitsblatt. Und falls du nicht die Zeit hast, spontan einen ganzen Selbstfürsorge-Tag einzulegen, schnapp dir deinen Kalender und plane den Aktions-Selfcare-Tag fürs nächste oder übernächste Wochenende ein. Glaub mir, die Aufregung beim ersten Kletterhindernis und die Tatsache, dass ich komplett meine Komfortzone verlassen habe, hat mir einen enormen Selbstbewusstseins-Kick gegeben, der ganz lange angehalten hat. Seither verbinde ich meine Selfcare-Zeit immer wieder mit Aktivsein. Damit tue ich meinem Geist und Körper was Gutes und gehe mit neuer Kraft meinen Weg weiter.

Ich bin gespannt, welche Abenteuer auf deiner Liste landen werden. Aber vor allem freue ich mich darauf, dass du einen weiteren, mutigen Schritt wagst und deine Komfortzone verlässt. Und natürlich freue ich mich schon auf morgen, da habe ich nämlich was ganz Flottes mit dir vor!

Mach's gut!

DEIN SELBSTFÜRSORGE-TAG

Was wolltest du schon immer mal machen? Schreib es auf und such einen passenden Termin im Kalender dafür. Plan am besten direkt gleich mehrere Selbstfürsorge-Tage fest für die nächsten Wochen ein.

UNTERNEHMUNGEN UND AKTIVITÄTEN NUR FÜR MICH:

Mein Tipp

Aktivitäten, die man meist mit jemand anderem unternimmt, wie einen Städtetrip, kannst du auch allein genießen. Die Zeit mit dir ist wichtig, um dich selbst besser kennenzulernen.

Tag 21

Sport macht Spaß – aber nur, wenn du ihm und dir auch eine Chance gibst.

Hey, schön, dass du wieder da bist. Du kannst verdammt stolz auf dich sein, denn du bleibst am Ball, und das ist wirklich richtig toll! Wahrscheinlich wartest du schon lange darauf, dass hier ein Thema in Angriff genommen wird, für das viele von uns den dicksten Schweinehund überhaupt beiseiteschieben müssen: Bewegung und Sport. Klar, wir haben gesagt, dass vor allem in der Küche abgenommen wird. Das heißt aber nicht, dass Sport und Bewegung unwichtiger sind. Und heute ist genau der richtige Tag, um diese Komponente zum Coaching hinzuzufügen.

Fakt ist, dass die meisten Menschen einen Großteil des Tages im Sitzen verbringen. Wir sitzen am Schreibtisch, im Auto und auf der Couch. Aber eigentlich liegt es überhaupt nicht in unserer Natur rumzusitzen. Ganz im Gegenteil – wir sind dazu gemacht, uns zu bewegen. Unser Organismus kann nur dann so richtig funktionieren, wenn eine bestimmte Menge an Energie durch körperliche Bewegung umgesetzt wird. Das bedeutet: Wenn die Bewegung in deinem Alltag zu kurz kommt, weil du eben immer und überall sitzt und kaum Energie durch körperliche Aktivität verbrätst, dann steigt das Risiko für Herz-Kreislauf-Erkrankungen, Krebs, Diabetes, Übergewicht, Depressionen und das Immun- und das Nervensystem werden geschwächt. Außerdem nehmen die Gehirnfunktion und die Leistungsfähigkeit ab, und das Wohlbefinden leidet. Und das ist nur ein Teil der gesundheitlichen Folgen, die Bewegungsmangel mit sich bringt.

Ich kann es auch motivierender formulieren: Bei jeder körperlichen Betätigung arbeiten deine Muskeln. Damit sie das können, werden sie stärker durchblutet und mit Nährstoffen versorgt. Außerdem werden deine Sehnen und Bänder gestärkt, was in Kombination mit den fitten Muckis zur Folge hat, dass deine Gelenke und dein gesamtes Skelett entlastet werden. Wenn du dich regelmäßig bewegst, baust du immer mehr Muskelmasse auf, wodurch logischerweise mehr Energie verbraucht wird. Und woher holt sich dein Körper die Energie? Genau, aus den Kohlenhydraten, Fetten und Proteinen, die du über deine Nahrung zu dir nimmst. So, und wenn du jetzt kurz ans Kaloriendefizit denkst, dann ist es vollkommen klar, warum Sport beim Abnehmen absolut wichtig ist. Du sollst dich schließlich nicht runterhungern, sondern gesund abnehmen. Und Bewegung verbrennt eben nicht nur zusätzliche Kalorien, was beim Abnehmen wichtig ist, sondern baut auch Muskelmasse auf. Und je mehr Muskelmasse du hast, desto größer ist dein Grundenergieverbrauch.

Außerdem wird – vor allem durch regelmäßige Ausdauerbelastung – die Herzmuskulatur gestärkt und die gesamte Durchblutung des Körpers verbessert, was langfristig dazu führt, dass dein Ruhepuls sinkt. Und auch deine Atemmuskulatur wird stärker, wodurch die Atmung grundsätzlich effektiver wird und sich schneller und besser an wechselnde Belastungen anpassen kann. Das bedeutet im Klartext: Wer regelmäßig Ausdauertraining macht, gerät nicht mehr so schnell aus der Puste.

Und das war's noch nicht. Auch für deine geistige Gesundheit ist regelmäßige Bewegung wichtig. Im Gehirn kommt durch die Bewegung viel mehr Sauerstoff an als beim Seriengucken auf dem Sofa. Dadurch können neue Nervenzellen gebildet werden, es werden verstärkt Botenstoffe und Glückshormone ausgeschüttet, der Schlaf-wach-Rhythmus wird reguliert und – last but not least – Stresshormone werden durch körperliche Aktivität besser und schneller abgebaut. Mittlerweile ist es belegt, dass Menschen, die mehrmals die Woche Sport machen, im Durchschnitt weniger mit Depressionen und Angststörungen zu kämpfen haben.

Fassen wir also zusammen: Körperliche Aktivität ist ein wichtiger Baustein für ein gesundes Leben und hilft dabei, mehr Kalorien zu verbrennen. Die Funktion der meisten lebenswichtigen Organe wird gestärkt, deine Energiebilanz bleibt im Gleichgewicht, und deine körperliche Leistungsfähigkeit bleibt erhalten und wird sogar verbessert. Dazu kommt, dass Bewegung den meisten gesundheitlichen Risikofaktoren entgegenwirkt, während Bewegungsmangel sie fördert.

Wie sollte dein Sportprogramm aussehen, gerade wenn du bisher nicht so viel Bewegung in deinem Alltag hattest? Bei der Wahl deiner Sportart lautet die oberste Regel: Hab Spaß dabei! Wenn du dir eine Sportart nur aussuchst, weil sie gerade im Trend ist, du aber keine Freude dabei hast, dann wirst du es vermutlich nicht durchziehen. Fest steht aber auch: Wenn man eine neue Sportart ausprobiert, dann ist man leider erst mal nicht so gut darin. Das geht jedem so. Gib daher dem Sport eine Chance und vor allem Zeit. Wenn du nach einigen Wochen immer noch keinen Spaß daran hast, dann probier etwas anderes aus. Meistens ist es aber so, dass beim Sport der Appetit sozusagen mit dem Essen kommt.

Auf dem heutigen Arbeitsblatt kannst du aufschreiben, welche Sportarten dich interessieren würden. Damit du besser einschätzen kannst, welche davon wirklich in deinen Alltag passen, kannst du dir dazu notieren, wie groß der Zeitaufwand wäre, ob es Geld kosten würde und wie viel, ob und wo in deiner Nähe Trainingsmöglichkeiten sind und, und, und. Als kleine Anregung kommen hier die Top 5 meiner Einsteigersportarten.

RADFAHREN

Wenn du dich regelmäßig auf deinen Drahtesel schwingst, werden beim aktiven Treten ungefähr 50 Prozent deiner Muskeln beansprucht, während deine Gelenke entlastet werden. Deine Bein-, Waden- und Gesäßmuskulatur wird gekräftigt und deine Ausdauer verbessert. Außerdem eignet sich das Fahrrad super, um zusätzliche Bewegung in deinen Alltag einzubauen, wenn du zum Beispiel die täglichen Wege nicht mehr mit dem Auto oder der Bahn, sondern eben mit dem Rad zurücklegst.

NORDIC WALKING

Nordic Walking wird vollkommen zu Unrecht belächelt. Es zählt nämlich zu den gesündesten Sportarten überhaupt. Das stramme Marschieren in Kombination mit den schwungvollen Armbewegungen beansprucht Herz und Kreislauf, kräftigt Arme, Schultern und Rücken, regt den Stoffwechsel an, stärkt Muskeln und Knochen und ist damit ein effektiver Sport, um überschüssigen Pfunden entgegenzuwirken.

YOGA

Zugegeben, wenn man mit Yoga startet, ist der Kalorienverbrauch nicht ganz so hoch. Aber diese Sportart bietet so viele Varianten, dass wirklich für fast jeden das Passende dabei ist. Außerdem werden beim Yoga deine Muskeln, Sehnen, Bänder und Faszien gedehnt und gestärkt, sodass sich dein Körpergefühl verbessert. Du musst dich nicht verbiegen wie eine Brezel, damit sich die positive Wirkung zeigt. Yoga ist für jeden da, und vor allem geht es darum, dass du mit den Übungen zu dir selbst findest und deinen Körper besser kennenlernst. Und vor allem: Yoga hat eine stressreduzierende Wirkung. Es hilft dir dabei, deinen Fokus zu finden und zu behalten, und ist damit die optimale Ergänzung zu anderen Sportarten und der perfekte Begleiter auf deinem Weg beim Abnehmen.

SCHWIMMEN

Gerade wenn dir Gelenk- oder Rückenbeschwerden aktuell noch den Spaß an der Bewegung verhageln, ist das Wasser dein Element! Denn dank des Auftriebs im Wasser werden Gelenke und Bandscheiben entlastet. Außerdem bringt sportliches Schwimmen das Herz-Kreislauf-System in Schwung, fördert die Durchblutung und trainiert den Herzmuskel, wodurch du Kondition und gleichzeitig Muskelkraft aufbaust. Das Gleiche gilt auch für meine fünfte Einsteigersportart, die …

AQUAGYMNASTIK …

… beziehungsweise das Aquajogging. Beides ist perfekt für alle, die keinen Bock auf Bahnenschwimmen haben, sich aber die entlastende Wirkung des Wassers zunutze machen wollen. Schau doch mal im Schwimmbad deines Vertrauens auf der Internetseite nach Kursen.

Apropos Internet. Im Netz gibt es natürlich auch zahlreiche Einsteiger-Fitnesskurse, die du im Wohnzimmer machen kannst. Die Auswahl ist riesig. Also, ran ans Arbeitsblatt, bis morgen!

DEIN SPORTPROGRAMM FÜR EINE BEWEGTE ZUKUNFT

Welche Sportarten würden dich interessieren oder haben dich schon immer gereizt? Schreib sie auf!

WELCHE SPORTARTEN FINDEST DU GRUNDSÄTZLICH SPANNEND?

WELCHE SPORTART INTERESSIERT DICH AM MEISTEN?

RECHERCHIER, WO UND WIE DU DIE SACHE IN DIE TAT UMSETZEN KÖNNTEST. NOTIER DIE ANGEBOTE, DIE IN FRAGE KOMMEN, INKLUSIVE DER KOSTEN. ÜBERLEG, OB DU DAS AUCH WIRKLICH MACHEN WIRST. WENN NICHT: SUCH EINE ALTERNATIVE, DIE EINFACHER UMZUSETZEN IST.

Tag 22

Kann eine eiweißreiche Ernährung beim Abnehmen helfen?

Schön, dich zu sehen! Ich möchte heute mal wieder mit einer Frage starten: Welcher Nährstoff kommt dir als Erstes in den Kopf, wenn du an Spitzensportlerinnen und Sportler, Muckis und Fitness denkst? Genau – Proteine, also Eiweiße. Und die stehen mittlerweile nicht nur vermehrt auf dem Speiseplan von sportlichen Menschen, sondern erleben aktuell auch in der Werbung, in Fitnessstudios und im Internet einen regelrechten Hype. Aber fangen wir doch mal von vorne an. Neben Fetten und Kohlenhydraten zählen Proteine zu den drei wichtigsten Makronährstoffen, also zu unseren Hauptenergielieferanten. Sie bilden das Fundament aller Stoffwechselvorgänge und sind lebensnotwendig. Unser Körper braucht sie, um richtig funktionieren zu können und gesund zu bleiben. Ohne geht's nicht. Die Aufgabe von Proteinen und den in ihnen enthaltenen Aminosäuren ist nämlich unter anderem der Aufbau von Muskeln, Haaren, Haut, Knochen, Enzymen und Hormonen. Außerdem sind sie notwendig für ein intaktes Immunsystem, die Übertragung von Nervenimpulsen sowie den Transport von Fetten und Sauerstoff.

Die gute Nachricht ist: Wer sich frisch und ausgewogen ernährt, der nimmt über das normale Essen in der Regel ausreichend Proteine zu sich. Als Faustregel gilt nämlich: Pro Kilogramm Körpergewicht benötigst du etwa 0,8 Gramm Eiweiß täglich. Für einen etwa 70 Kilogramm schweren Menschen sind das summa summarum um die 56 Gramm Eiweiß. Eine Hähnchenbrust zum Beispiel enthält allein schon über

20 Gramm Protein, und wenn du dann noch zwei Scheiben Vollkornbrot, ein bisschen Milch, einen kleinen Becher Magerquark und eine ordentliche Portion Linsen mit Gemüse drauflegst, dann bist du ruckzuck bei guten 60 Gramm Protein gelandet. Wenn du irgendwann regelmäßig und intensiver Sport treibst, dann kannst du deine Proteinzufuhr auch erhöhen, denn dann steigt der Bedarf. Empfehlenswert sind dann 1,2 bis 2 Gramm Eiweiß pro Kilogramm Körpergewicht.

Decken kannst du deinen Bedarf mit tierischen und pflanzlichen Proteinen. In tierischen Produkten stecken ziemlich viele Proteine, doch sie enthalten oft auch ordentlich Fett. Bei pflanzlichen Eiweißquellen, wie zum Beispiel Hülsenfrüchten, sieht das etwas anders aus: Sie liefern nicht nur Proteine, sondern sind außerdem vollgepackt mit gesunden Ballaststoffen, Vitaminen und guten Fettsäuren. Du siehst, auch hier ist eine ausgewogene Mischung das Geheimrezept.

Kommen wir zurück zur Ausgangsfrage: Kann eine proteinreiche Ernährung beim Abnehmen helfen? Diese Frage lässt sich nicht mit einem klaren Ja oder Nein beantworten. Denn einfach nur die Proteinzufuhr zu erhöhen, lässt die Pfunde noch nicht purzeln. Clever eingesetzt können Proteine aber durchaus dazu beitragen, dass das eine oder andere Kilo verschwindet beziehungsweise dass Fettpölsterchen schmelzen, wie man so schön sagt.

Wenn du zum Beispiel kohlenhydratreiche Lebensmittel reduzierst und durch proteinhaltige Speisen ersetzt, fällt der Zucker als Brennstoff weg. Dein Körper muss seine Energie dann aus anderen Quellen ziehen – und zwar aus Fett. Und dabei werden deine Fettpölsterchen abgebaut. Der Körper gewinnt auch aus Proteinen Energie. Das Geniale daran ist: Bei der Verwertung von Eiweiß werden mehr Kalorien verpulvert als beim Verbrennen von Zuckern oder Fetten. Und tadaaa – die Gewichtsabnahme wird angekurbelt.

Wer Sport treibt, kann durch eine proteinreiche Ernährung den Muskelaufbau unterstützen, denn wie du ja jetzt weißt, brauchen Muskeln Proteine, um zu wachsen. Und je stärker deine Muskeln wachsen, desto höher ist auch dein Grundumsatz.

Proteinreiche Lebensmittel halten in der Regel den Blutzuckerspiegel stabil und können so verhindern, dass dir Heißhungerattacken das Leben schwer machen. Und sie machen auch noch länger satt.

Kommen wir zum Schluss noch zu den High-Protein-Produkten, wie Shakes oder Riegel. Ich mache es kurz: Die brauchst du nicht unbedingt. Dein Körper bekommt über eine ausgewogene Ernährung ausreichend Eiweiß, auch wenn du jetzt etwas sportlicher unterwegs bist. Außerdem enthalten diese Produkte gerne mal versteckten Zucker oder Fett. Und das ist beim Abnehmen nun einmal nicht förderlich. Eine super Alternative zu fertigen Eiweiß-Shakes ist die Do-it-Yourself-Variante. Glaubst du nicht? Dann probier's doch einfach mal aus. Auf dem Arbeitsblatt findest du meine beiden Lieblingsrezepte. Ich bin gespannt, welcher Shake dein Favorit wird.

DEIN PERSÖNLICHER POWER-SHAKE

So einfach kann gesund sein: Mit ein paar natürlichen Zutaten zauberst du dir deinen Proteinshake einfach selbst – ganz ohne versteckte Zusatzstoffe.

MANDEL-QUARK-SHAKE

300 ml fettarme Milch, 100 g Magerquark, 100 g Heidelbeeren (frisch oder TK), 2 EL gemahlene Mandeln, 3 EL Haferflocken, 1 TL Honig

Ca. 333 Kalorien

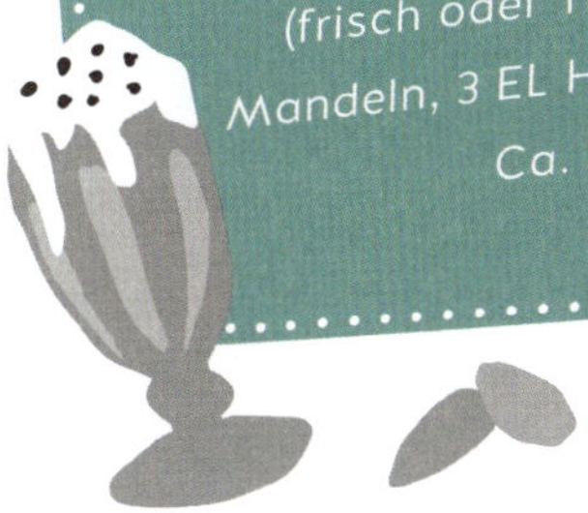

KOKOS-BANANEN-SHAKE

100 g Naturjoghurt, 200 ml fettarme Milch, 100 ml Wasser, 1 Banane, 2 EL Leinsamen, 1 EL Kokosöl, 1 EL Mandelmus

Ca. 450 Kalorien

So wird's gemacht: Alle Zutaten in einen Standmixer geben oder mit einem Pürierstab mixen. Um die Konsistenz an deinen persönlichen Geschmack anzupassen, kannst du die flüssigen Zutaten etwas erhöhen oder reduzieren.

Mein Tipp

Alle tierischen Zutaten können auch gegen eine pflanzliche Alternative ausgetauscht werden. Und: 1–2 EL Bio-Erbsenprotein-Pulver aus dem Reformhaus sorgen für die Extraportion Power.

Tag 23

Heute kommst du in Bewegung.

Hi, schön, dass du da bist! Vorgestern haben wir schon kurz über ihn gesprochen – den dicken Schweinehund, der uns von so vielen Dingen abhält, die gut für uns wären. Aber damit ist nun Schluss! Wir raffen uns jetzt auf und gehen den ersten Schritt in Richtung Sport-Routine: Heute machen wir ein kleines Workout. Elf Minuten leichte Bewegung – das schaffst du! Mit diesem Mini-Workout wirst du nicht nur ein paar Extra-Kalorien verbrennen sondern auch deinen ollen Schweinehund mundtot machen. Wieso? Dieses Training ist so einfach, und du hast es so flott hinter dir – das schaffst du, egal, wie fit du dich fühlst, egal, wie lange du schon keinen Sport mehr gemacht hast, egal, wie viel du aktuell wiegst. Und ganz wichtig: Das, was wir heute starten wollen, ist, eine neue Routine zu entwickeln. Und da ist es völlig okay, auf Level 1 einzusteigen und erst dann einen Gang hochzuschalten, wenn du Level 1 draufhast.

Was meine ich mit „Routine entwickeln"? Wir Menschen sind Gewohnheitstiere und wir versuchen, Energie zu sparen, wo es nur geht. Vor allem bei den alltäglichen Dingen. Deswegen lieben wir unsere Routinen. Tätigkeiten, die über lange Zeiträume immer nach dem gleichen Schema wiederholt werden, werden irgendwann so gut wie automatisch ausgeführt. Das erspart Stress, braucht wenig Energie und gibt dem Alltag Struktur. Das Problem an der Sache ist nur: Schlechte Gewohnheiten schleichen sich meist unbemerkt ein, positive müssen bewusst entwickelt und antrainiert werden. Fies, oder?

Aber die gute Nachricht ist: Mein kleines Sportprogramm für dich dauert nur elf Minuten und passt damit wirklich in jeden Alltag. Du kannst es zu Hause machen, brauchst kaum Equipment und mit steigendem Fitnesslevel kannst du es sogar noch ausbauen. Die Grundidee hinter dem Workout ist natürlich, dass du dich mehr bewegst. Es ist aber auch dazu da, dich langsam an Sport als festen Bestandteil in deinem Leben zu gewöhnen. Deshalb ist die Grundstruktur ziemlich simpel: Es besteht aus sechs Übungen. Einige bringen deinen Kreislauf in Schwung, einige stärken deine Muskeln. Jede Übung wird 30 Sekunden lang durchgeführt. Das Ziel ist es, in diesen 30 Sekunden so viele Wiederholungen zu schaffen, wie möglich, beziehungsweise eine bestimmte Position 30 Sekunden zu halten. Du brauchst nur eine Wasserflasche, dein Mobiltelefon oder eine Stoppuhr, um den 30-Sekunden-Timer zu stellen, und eine Sport-Matte, wenn du eine hast. Legen wir los!

Zum Aufwärmen joggen wir erst mal 30 Sekunden lang locker auf der Stelle. Danach wird Seil gesprungen, nur ohne Seil, aber auch 30 Sekunden lang. Stell dir dazu einfach vor, dass du ein Springseil in den Händen hältst und bewege die Hände beziehungsweise die Unterarme dementsprechend mit. So, und jetzt wiederholen wir das Ganze und joggen und springen noch einmal jeweils weitere 30 Sekunden. Jetzt nimm das Arbeitsblatt zur Hand – wir starten mit den Übungen, sie sind auf dem Arbeitsblatt genau beschrieben.

ÜBUNG 1: JUMPING JACKS

Dahinter verbirgt sich im Grunde nichts anderes als der gute, alte Hampelmann, den wir schon als Kinder gemacht haben.

ÜBUNG 2: LIEGESTÜTZE AN DER WAND

Hier machen wir die klassischen Liegestütze gegen die Wand und nicht auf dem Boden. Bei dieser Version ist es einfacher, den Rücken gerade zu halten, denn das ist besonders wichtig.

ÜBUNG 3: DER KNIEHEBELAUF

Der Kniehebelauf funktioniert wie das Joggen auf der Stelle, nur dass wir abwechselnd ein Bein nach dem anderen etwas über Hüfthöhe nach oben ziehen. Das kannst du schnell machen oder langsamer.

ÜBUNG 4: DER WANDSITZ

Jetzt kannst du durchatmen. Nimm die beschriebene Position ein und verharre darin 30 Sekunden. Klingt nach Pipifax? Ich sag's mal so: Manchmal sind es die unspektakulären Dinge, die es in sich haben.

ÜBUNG 5: KNIEBEUGEN

Die letzte Kardio-Übung für heute sind die klassischen Kniebeugen. Bei dieser Übung geht der Puls wieder nach oben.

ÜBUNG 6: BEINHEBEN IN SEITENLAGE

Für diese Übung legst du dich in Seitenlage auf deine Matte. Mit einem Arm stützt du den Kopf ab, mit dem anderen Arm stabilisierst du den Körper, indem du dich vor dem Bauch abstützt. Nach 30 Sekunden wechselst du die Seite.

Danach ist die erste Runde auch schon geschafft. Wenn dir das fürs Erste reicht, ist das vollkommen in Ordnung. Dann ist jetzt Feierabend. Wenn du noch kannst, dann geht's nach einer kurzen Trinkpause weiter mit dem zweiten Durchgang und wir starten wieder mit 30 Sekunden Jumping Jacks, danach Liegestütze an der Wand und so weiter.

Nach dem letzten Beinheben kommen noch zwei Minuten Cool-down. Das bedeutet, dass wir uns jetzt noch mal ganz in Ruhe und vorsichtig dehnen – zuerst im Stehen und dann auf der Matte. Danach kannst du noch kurz liegen bleiben, tief durchatmen und dich entspannen.

Und damit sind wir auch schon durch für heute. Ja, ich weiß, das fühlt sich noch nicht wirklich nach Spaß an. Aber ich verspreche dir, das wird sich ratzfatz ändern, wenn du unser Mini-Workout drei Mal pro Woche durchziehst, also jeden zweiten Tag. Dann wirst du nämlich schnell merken, dass dich die Hampelmänner nicht mehr so schnell aus der Puste bringen und dass zwei oder drei Liegestütze mehr überhaupt kein Problem sind. Und wenn deine Kondition langsam besser wird, kannst du den Übungszirkel noch ein drittes Mal durchlaufen und später sogar vier, fünf oder sechs Runden schaffen. Und schwupps ist aus unserem Mini-Workout ein intensives Voll-Training geworden.

Es wäre doch gelacht, wenn wir es nicht schaffen würden, den inneren Schweinehund loszuwerden. Elf Minuten zu trainieren, das sind immerhin elf Minuten mehr Sport als ohne dieses Workout. Und wie du ja bereits weißt, ist jeder Schritt in die richtige Richtung ein wichtiger Schritt, auch wenn er klein ist. Klopf dir also gerne auf die Schulter – das war ein megaguter Start. Und morgen geht's weiter mit uns beiden.

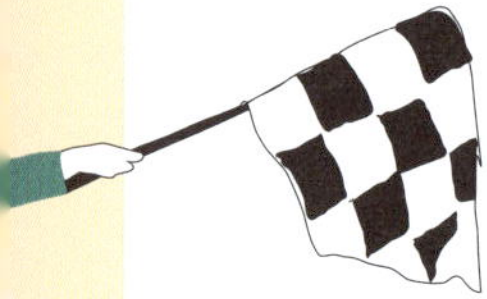

DEIN MINI-WORKOUT FÜR ZU HAUSE

Du brauchst ein Smartphone oder eine Stoppuhr, eine Sportmatte, eine Wasserflasche und feste Sportschuhe.

Los geht's mit zwei Minuten Aufwärmen: 30 Sekunden auf der Stelle joggen, 30 Sekunden Seilspringen ohne Seil und beides noch mal wiederholen. Danach machst du die beschriebenen sechs Übungen: jeweils 30 Sekunden lang und so viele Wiederholungen wie möglich. Die Übungsfolge wiederholst du noch einmal. Du beendest das Workout mit zwei Minuten Cool-down.

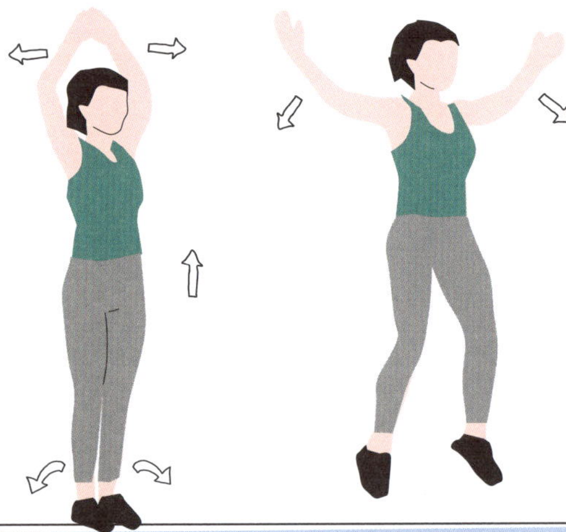

JUMPING JACKS *Stell dich gleichmäßig auf beide Füße, die Arme sind locker über dem Kopf. Spring mit den Füßen etwa hüftbreit auseinander und führ die Arme gleichzeitig zur Seite. Dann spring in die Ausgangsposition und führ die Arme wieder über den Kopf. So geht das immer weiter im Wechsel.*

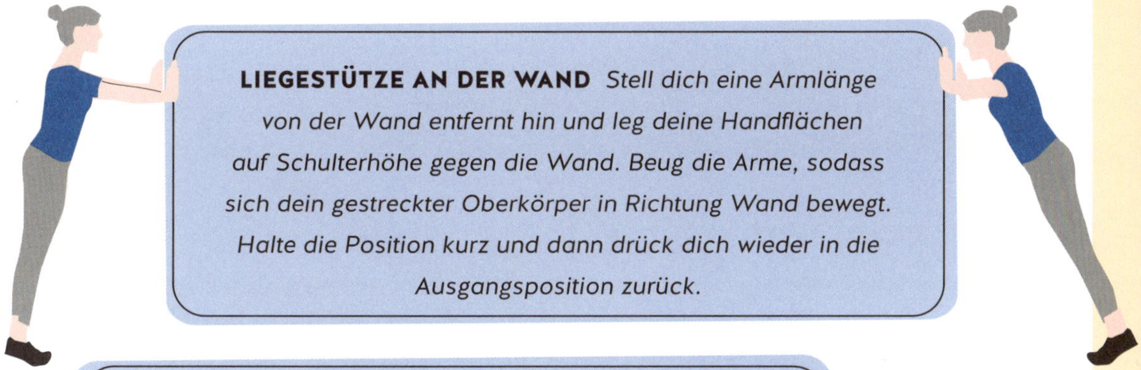

LIEGESTÜTZE AN DER WAND *Stell dich eine Armlänge von der Wand entfernt hin und leg deine Handflächen auf Schulterhöhe gegen die Wand. Beug die Arme, sodass sich dein gestreckter Oberkörper in Richtung Wand bewegt. Halte die Position kurz und dann drück dich wieder in die Ausgangsposition zurück.*

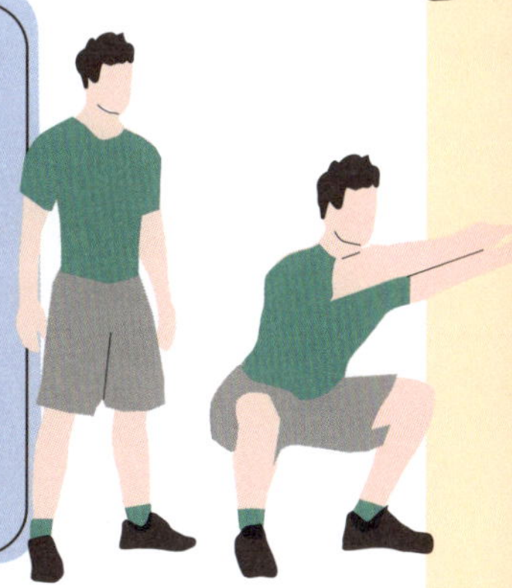

KNIEBEUGEN *Stell dich schulterbreit hin und achte auf einen festen Stand. Deine Zehen zeigen leicht zur Seite, der Rücken ist gerade. Nimm deine Hände hinter den Kopf oder streck die Arme lang nach vorne und beweg den Po langsam nach hinten und unten, als würdest du dich auf einen Stuhl setzen wollen. Halte die Spannung im unteren Rücken und im Po und drück dich dann wieder hoch in die Ausgangsposition. Dein Körpergewicht lastet dabei auf dem ganzen Fuß.*

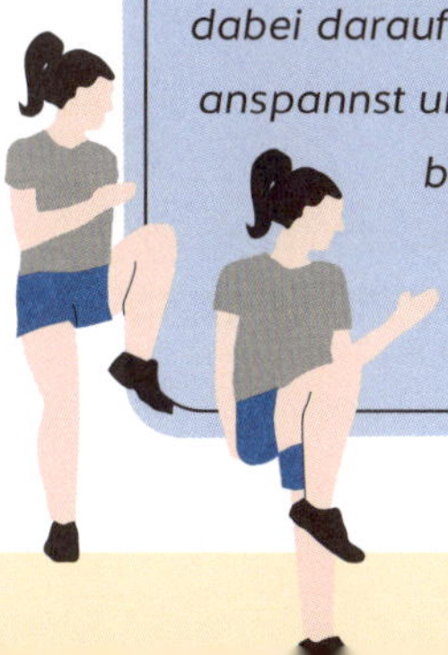

DER KNIEHEBELAUF *Jogge auf der Stelle und zieh dabei abwechselnd ein Bein nach dem anderen etwas über Hüfthöhe nach oben. Achte dabei darauf, dass du deinen Rumpf anspannst und die Arme locker, wie beim Laufen, mitnimmst. So geht das immer weiter im Wechsel.*

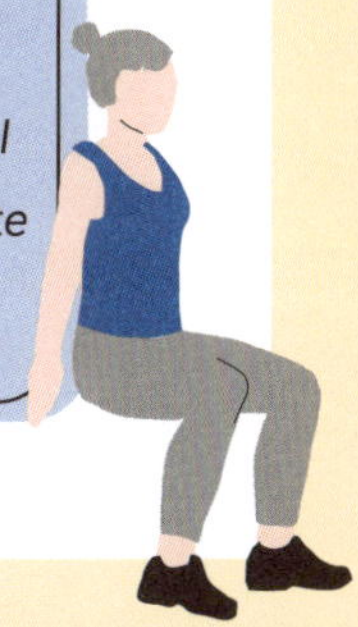

DER WANDSITZ *Lehn dich mit dem Rücken an die Wand, deine Arme hängen seitlich am Körper oder du verschränkst sie vor dem Oberkörper. Rutsch langsam mit geradem Rücken die Wand hinunter, bis deine Ober- und Unterschenkel einen rechten Winkel ergeben. Halte diese Position für 30 Sekunden.*

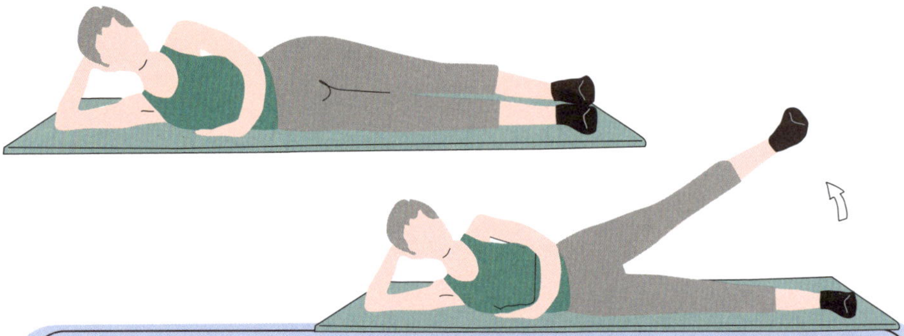

BEINHEBEN IN SEITENLAGE *(jeweils 30 Sekunden links und rechts) Leg dich in Seitenlage auf deine Matte und heb das obere Bein ohne Schwung und maximal im 45-Grad-Winkel zum Boden an und senk es wieder. Leg es aber nicht ab, sondern heb es direkt wieder an, bevor es auf deinem liegenden Bein landet.*

DEHNÜBUNGEN

COOL-DOWN *Dehne zwei Minuten vorsichtig deinen ganzen Körper, vor allem deine hintere Beinmuskulatur, die hat besonders hart gearbeitet.*

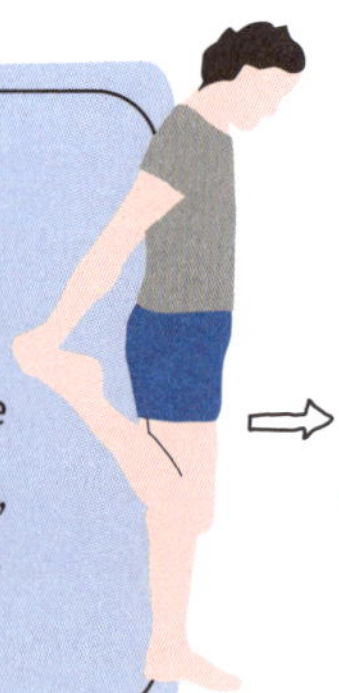

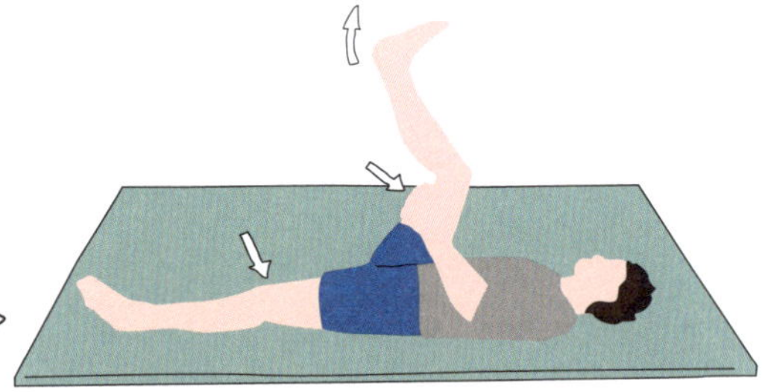

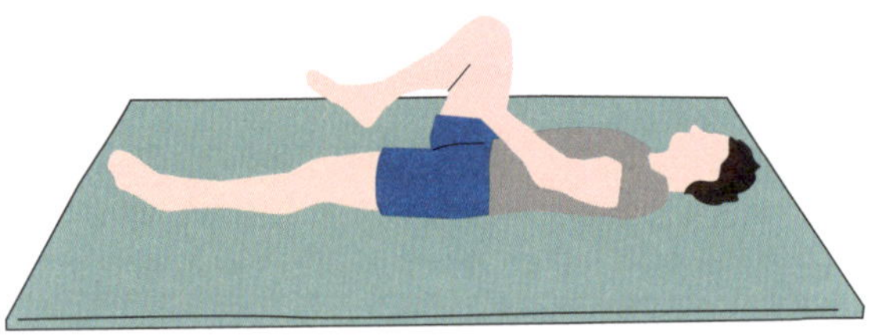

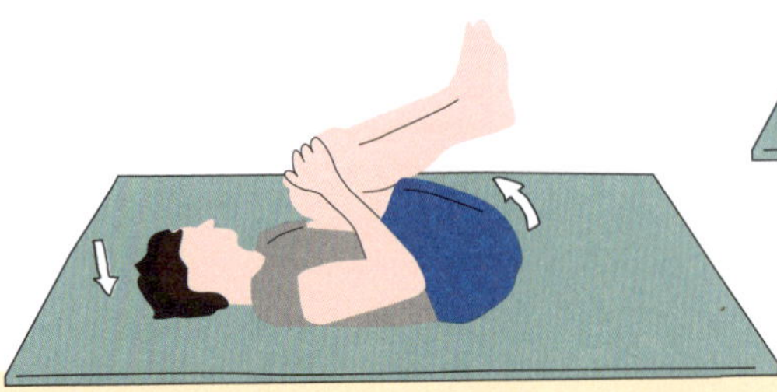

Tag 24

Er ist fies – aber auch ein Zeichen dafür, dass wir etwas für unseren Muskelaufbau getan haben: Muskelkater.

Nach dem Mini-Workout von gestern zwackt und zwickt es bei dir heute wahrscheinlich überall, aber das ist ganz normal. Und vor allem, es geht bald vorbei. Muskelkater entsteht nämlich, wenn wir unseren Körper mit Aktivitäten belasten, die entweder sehr ungewohnt oder intensiver als normal sind. Wie zum Beispiel beim Sport. Schauen wir mal genauer hin: Die Ursache für Muskelkater sind winzige Risse, sogenannte Mikroverletzungen, in den Muskelfasern, die entstehen, wenn deine Muskeln außergewöhnlich stark oder durch ungewohnte Bewegungen belastet werden. Der Körper will die Schäden – genial, wie er ist – sofort reparieren. Dabei entstehen winzige Entzündungsherde, Wasser tritt in die Fasern ein und bildet kleine Flüssigkeitsansammlungen. Die lassen deinen Muskel dann etwas anschwellen, wodurch – nicht sofort nach der Belastung, sondern erst einige Stunden später – die typischen Muskelkaterschmerzen einsetzen. Das ist harmlos, wenn auch unangenehm.

Tja, und so ein Muskelkater, der kann schon mal ein paar Tage dauern. Ein kleiner Kater so um die zwei, drei Tage, ein größerer etwas länger. Um den Heilungsprozess zu unterstützen und die Schmerzen zu lindern, kannst du aber auch selbst etwas tun. Gönn dir zum Beispiel eine Wärmebehandlung. Wärme fördert die Durchblutung der Muskeln und sorgt für Entspannung. Ein heißes Bad, eine muckelige Wärmflasche oder der Gang in die Sauna sind bei Muskelkater eine gute Idee. Außerdem spielt auch hier wieder die Ernährung eine wichtige Rolle. Wenn du deinen

Körper vor und nach dem Sport mit ausreichend Eiweiß und ein paar gesunden Kohlenhydraten versorgst, fällt ihm die Regeneration leichter.

Und wie gesagt, diese Regeneration braucht ihre Zeit. Deshalb solltest du starke Belastungen vermeiden, solange es noch weh tut. Eine leichte sportliche Betätigung kann aber den Stoffwechsel anregen und damit den Heilungsprozess beschleunigen. Lockeres Schwimmen oder leichtes Fahrradfahren sind dazu gut geeignet. Oder ein schöner Spaziergang.

So, kommen wir jetzt noch zu dem Punkt, warum ein ordentlicher Muskelkater auf keinen Fall ein Grund ist, die Sportmotivation zu verlieren: Wenn die Mikroverletzungen in deinen Muskelfasern heilen, dann wird durch genau diesen Regenerationsprozess der Muskel zum Wachstum angeregt und gestärkt. Also hat selbst der Muskelkater seine gute Seite – denn je stärker deine Muskeln werden, desto fitter wirst du, desto höher ist dein Energieumsatz und desto weniger Muskelkater wirst du in Zukunft haben. Wenn das mal kein Grund ist, weiterzumachen!

Und weil genau diese Motivation der Schlüssel zu einem regelmäßigen Sportprogramm ist, habe ich für dich auf dem Arbeitsblatt einen Plan für die nächsten Wochen erstellt, in den du sowohl deine Pausen als auch deinen Sport eintragen kannst. Denk daran, nach einem intensiven Training folgt eine mindestens 24 bis 72 Stunden lange Regenerationsphase. In dieser Zeit kannst du spazieren gehen, ein wenig Rad fahren oder eine entspannte Yogaeinheit machen. Danach kommt wieder ein Workout und dann wieder eine entspannte Bewegungseinheit. Stimme deine Sporteinheiten ganz bewusst aufeinander ab – da bleibt kein Platz für den Schweinehund, der rumnörgelt, dass gar keine Zeit für Sport ist.

DEIN TRAININGSPLAN

Besonders in der Anfangszeit neigen viele Menschen dazu, es mit dem Sport zu schnell und zu heftig anzugehen. Doch damit das Training effektiv ist, gehören regelmäßige Regenerationsphasen ebenso in den Trainingsplan wie die Sporteinheiten selbst. Ein Wochenplan hilft dir dabei, deine aktiven und ruhigen Tage gleichmäßig zu strukturieren. Je mehr Sportarten dir Spaß machen, desto abwechslungsreicher kannst du deine Wochen gestalten. Tu das, was dir Freude bereitet!

SO KÖNNTE DEIN TRAININGSPLAN AUSSEHEN …

Montag	11 Min. Mini-Workout
Dienstag	Regenerationstag 1
Mittwoch	11 Min. Mini-Workout
Donnerstag	Regenerationstag 2 + Spaziergang
Freitag	11 Min. Mini-Workout
Samstag	Regenerationstag 3 + Spaziergang
Sonntag	Regenerationstag 4 oder 30 Min. Schwimmen

Dein 4-Wochen-Trainingsplan

Montag ______
Dienstag ______
Mittwoch ______
Donnerstag ______
Freitag ______
Samstag ______
Sonntag ______

Montag ______
Dienstag ______
Mittwoch ______
Donnerstag ______
Freitag ______
Samstag ______
Sonntag ______

Montag ______
Dienstag ______
Mittwoch ______
Donnerstag ______
Freitag ______
Samstag ______
Sonntag ______

Montag ______
Dienstag ______
Mittwoch ______
Donnerstag ______
Freitag ______
Samstag ______
Sonntag ______

Tag 25

Bei vielen Menschen geht es auf der Waage rauf und runter – vor allem, wenn sie Sport treiben. Aber wieso?

Hi! Schön, dass du wieder dabei bist. Heute möchte ich mit dir darüber sprechen, warum Sport kein Allheilmittel ist, wenn es ums Abnehmen geht. Denn es kann leider vorkommen, dass du trotz Sport kein beziehungsweise kaum Gewicht verlierst – oder dass sich die Zahl auf der Waage sogar nach oben bewegt und nicht nach unten. Aber wie kann das sein? Schließlich haben wir an Tag 21 lang und breit darüber gesprochen, dass Bewegung dazu beiträgt, mehr Kalorien zu verbrennen und grundsätzlich gut für deine körperliche und für deine mentale Gesundheit ist. Also, wie kommt es, dass der erwartete Abnehmeffekt trotz Sport ausbleibt oder nicht so ausfällt, wie du es dir vorgestellt hast?

GEWICHTSSCHWANKUNGEN SIND VÖLLIG NORMAL!

Wir haben an den Wiegetagen im Prinzip schon darüber gesprochen: Eine Gewichtsabnahme verläuft in den meisten Fällen nicht gleichmäßig. Es wird immer Höhen und Tiefen geben, und es wird sehr wahrscheinlich sogar Phasen geben, wo sich die Zahl auf der Waage scheinbar überhaupt nicht verändern will. Und das ist vollkommen logisch, wenn man mal genau drüber nachdenkt. Dein Körper muss sich erst einmal an die neue Ernährung und an die Bewegung gewöhnen und lernen, damit umzugehen. Dein Stoffwechsel stellt sich um, deine Muskeln werden anders und mehr belastet und damit eben auch dein gesamter Organismus. Deshalb ist es vor allem für Sport-Einsteigerinnen und -Einsteiger wichtig, dem Körper ausreichend Zeit zu geben, sich umzustellen.

MEHR SPORT BEDEUTET IM IDEALFALL AUCH MEHR MUSKELN

Der wohl beste Grund, dass sich die Zahl auf der Waage nach einer längeren Zeit des regelmäßigen Trainings nicht nach unten bewegt, ist der Muskelaufbau. Vor allem, wenn du so sportelst, dass deine Muskeln zum Wachsen angeregt werden, ist die logische Folge, dass deine Muskelmasse zunimmt. Und weil Muskelmasse schwerer ist als Fettmasse, wirst du optisch zwar schlanker, du wiegst aber nicht unbedingt weniger. Das ist überhaupt nicht schlimm, ganz im Gegenteil! Je höher dein Muskelanteil nämlich ist, desto höher ist auch der berühmte Nachbrenneffekt. Bedeutet: Deine Muskeln ziehen selbst im Ruhezustand ihre Energie aus den Fettreserven und verbrennen weiter. Also wenn du nach deinem Workout schon längst wieder auf der Couch relaxt.

SPORT KANN ZU WASSEREINLAGERUNGEN FÜHREN

Auch darüber haben wir schon kurz gesprochen, aber der Punkt ist hier besonders wichtig! Wenn du am Tag nach dem Training mehr wiegst als vorher, kann es an Wassereinlagerungen in den Muskeln und im Gewebe liegen. Besonders wenn dein Training sehr intensiv war oder du dich sogar überanstrengt hast, kann es zu diesen kurzfristigen Wassereinlagerungen kommen. Aber keine Sorge: Diese natürlichen Gewichtsschwankungen normalisieren sich schnell wieder von allein.

NICHT DIREKT NACH DEM SPORT AUF DIE WAAGE STEIGEN

So wie nach dem Sport dein Gewicht aufgrund der Wassereinlagerungen höher sein kann, als vor dem Sport, kann es auf der anderen Seite auch sein, dass direkt nach dem Training deutlich weniger Gewicht auf der Waage angezeigt wird. Und am nächsten Morgen kommt dann das böse Erwachen, weil die Zahl wieder größer geworden ist. Die Erklärung für diesen Effekt ist einfach: Während des Sports schwitzt du eine ganze Menge Wasser aus. Und dieser Wasserverlust zeigt sich logischerweise beim Wiegen in vermeintlich wie durch Zauberhand verpufften Pfunden. Wenn du deinen Flüssigkeitshaushalt aber wieder ausgleichst, sind auch die scheinbar weggesportelten Pfunde wieder da. Deshalb wiegen wir uns auch nur alle zehn Tage, morgens, direkt nach dem ersten Gang auf die Toilette – und nicht tausendmal zwischendurch. Ich weiß, es ist verlockend, weil man sehen möchte, ob die ganze Mühe auch etwas bringt. Aber du tust dir mental einfach keinen Gefallen damit.

DER KALORIENVERBRAUCH VON SPORT WIRD ÜBERSCHÄTZT

Es ist ärgerlich, aber wahr – der sportliche Kalorienverbrauch fällt leider erst dann ins Gewicht, wenn du wirklich viel Zeit in sportliche Aktivitäten investierst – oder wenn du Sport machst, der wirklich so richtig, richtig anstrengend ist. Ich weiß, das ist jetzt nicht unbedingt motivierend. Vor allem, wenn man bedenkt, dass du vielleicht gerade erst damit begonnen hast, Sport zu machen. Sei dir bewusst, dass es wirklich einige Wochen beziehungsweise sogar Monate dauern kann, bis du ein Fitnesslevel erreicht hast, mit dem du besonders viele Kalorien verbrennst. Das ist okay, fang ruhig langsam und entspannt an, bleib dafür aber am Ball und gewöhn dich daran, dass du jetzt Sportlerin oder Sportler bist. Denn das bist du bereits, und dafür ist es erst mal völlig wurscht, ob du nur elf Minuten trainierst oder länger. Jede Einheit zählt!

ÜBERTREIB ES NICHT MIT DEM TRAINING

Auch wenn der Sporteffekt zu Beginn vielleicht nicht so ist, wie erwartet, heißt das nicht, dass du direkt ins Profisporttrainingslager wechseln und jeden Tag Sport machen sollst. Viel hilft in diesem Fall nämlich nicht viel. Wenn du deinen Körper mit Sport herausforderst und belastest, muss er auch Zeit zum Regenerieren bekommen. Das ist super wichtig, wirklich! Wenn deine Muskeln nämlich noch nicht wieder vollständig erholt sind, und schon das nächste Training ansteht, kann das auf Dauer zu sogenanntem Übertraining und Leistungsabbau statt zu Muskelaufbau führen. Und das ist richtig ärgerlich: Aufgrund der Überbelastung fährt dein Körper die Fettverbrennung runter. Genau aus diesem Grund gab es gestern einen Wochenplan auf dem Arbeitsblatt. Plan deine Erholungspausen in dein Sportprogramm ein. An diesen Tagen kann sich dein Körper erholen, und die notwendigen Reparaturprozesse können stattfinden.

DU NIMMST MEHR KALORIEN ZU DIR, ALS DU BEIM SPORT VERBRANNT HAST

Wir haben ja eben schon festgestellt, dass der Verbrennungseffekt von Sport häufig stark überschätzt wird. Und genau deshalb kann es beim Sport-Abnehmprogramm schnell zu Frustration und Enttäuschung auf der Waage kommen. Denn viele Menschen tendieren dazu, sich nach einem intensiven Training eine Extraportion zu gönnen. Weil man dann denkt: Mensch, jetzt habe ich mich gerade so verausgabt, da wird ja wohl eine Pizza drin sein. Aber: Dafür müsstest du so um die 800 bis 1200 Kalorien verbrannt haben, je nach Pizza. Und – Überraschung – das hat man leider in der Regel nicht, auch wenn es vielleicht richtig anstrengend war. Tja, und was passiert, wenn du mehr isst, als du verbrennst? Richtig: Du nimmst nicht ab, sondern im dümmsten Fall sogar zu. Also: Auch hier kann ich dir nur empfehlen, mit Apps zu arbeiten. Die rechnen dir den Kalorienverbrauch bei einer Sporteinheit nämlich oft aus, und diese Kalorien kannst du dann sehr gerne auf dein Kalorienbudget einzahlen und schauen, ob noch eine Pizza drin ist.

Du siehst also, Sport ist mega, aber abgenommen wird in erster Linie wirklich in der Küche, und das Kaloriendefizit ist und bleibt das A und O. Was im Umkehrschluss aber auf keinen Fall bedeutet, dass Sport unnötig ist. Nein, auf keinen Fall! Die positiven Effekte von Sport sind und bleiben ein wichtiger Bestandteil auf deinem Weg der Gewichtsreduktion. Aber vor allem ist Sport eine wichtige Säule für einen rundum gesunden Lebensstil. Selbst dann, wenn du am Anfang vielleicht noch unzufrieden mit deiner Leistung bist und dir alles weh tut. Aber ich sage dir, sobald alle Muskeln ein- oder zweimal so richtig Muskelkater hatten, ist die Sache meistens auch durchgestanden. Dann tut es nicht mehr so weh oder zwickt sogar nur noch ab und zu. Und Gewichtsverlust hin oder her – es ist wirklich ein tolles Gefühl, wenn du merkst: Ja, da tut sich was, ich kann schon mehr als letzte Woche, ich entwickle mehr Kraft. Das gibt einem auch mental neue Power.

Also: Dranbleiben lohnt sich auf jeden Fall!

Tag 26

Hast du auch Probleme mit deinem Selbstwertgefühl? Dann beweise ich dir heute, wie toll du bist.

Heute geht es um ein Thema, mit dem wir alle mal mehr und mal weniger zu kämpfen haben: um unser Selbstwertgefühl. Allein der erste Teil des Wortes lässt mich erschauern: Selbstwert. Als hätten wir alle ein Etikett am Handgelenk baumeln, auf dem unser Wert wie ein Preis notiert ist. Als würde unser Wert von irgendwem bestimmt werden oder von irgendwelchen Faktoren abhängen. Das ist natürlich Quatsch. Du bist, bleibst und warst schon immer wertvoll, und zwar genau so, wie du bist. Unabhängig von deinem Aussehen oder deinem Gewicht. Leider vergessen wir das aber alle ganz gerne, und unser Selbstwertgefühl wird häufig stark durch unser Außen geprägt. Wenn dir zum Beispiel in deiner Kindheit immer wieder das Gefühl gegeben wurde, nicht gut, schön, schlank oder erfolgreich genug zu sein, dann hat sich das eingebrannt. Und auch im Erwachsenenleben können Kollegen, Chefinnen, Freunde, Bekannte oder die Familie und nicht zuletzt die Medien uns das Gefühl geben, nicht genug zu leisten oder nicht gut genug zu sein, um wertvoll zu sein.

Dann ist da noch der zweite Teil des Wortes Selbstwertgefühl. Das Gefühl. Das ist der Teil, der bei dir liegt. Denn selbst wenn unser Umfeld uns nicht bewerten würde, tun wir es selbst. Und das immer wieder und viel zu streng. Klar: Wir alle haben Tage, an denen wir uns selbst nicht leiden können. In der Regel geht das aber vorbei. Wenn du aber sehr regelmäßig und über einen längeren Zeitraum an deinem Selbstwert zweifelst, dann ist das gar nicht gut. Und ähnlich wie bei Stress, Enttäuschungen und anderen negativen Gefühlen, versuchen wir auch, Selbstzweifel und ein mangelndes Selbstwertgefühl oft mit Essen zu betäuben. Aber du weißt ja mittlerweile, dass Essen kein guter Seelentröster ist. Ganz im Gegenteil! Nach der Trostschokolade kommt noch das schlechte Gewissen dazu. Es ist ein Teufelskreis. Und den wollen wir heute durchbrechen. Und deswegen sage ich es jetzt noch einmal ganz klar und deutlich: Du bist wertvoll, so, wie du bist. Egal, was oder wer dir in deinem Leben dieses negative Bild über dich selbst eingebläut hat, sie haben Unrecht. Allein, dass du mittlerweile an Tag 26 hier dabei bist, zeigt doch, dass du deinen Weg gehst, trotz aller Stolpersteine.

Ein gesundes Selbstwertgefühl steht auf drei Säulen:

1. Die erste Säule ist dein Selbstbewusstsein beziehungsweise das Wissen darüber, was deine Persönlichkeit auszeichnet, welche Fähigkeiten du hast und was du besonders gut kannst.
2. Die zweite Säule ist dein Selbstvertrauen. Das ist dein Glaube an deine Stärken und bedeutet, dass du sie nicht anzweifelst, auch wenn es mal nicht so rundläuft. Und du kannst dir vertrauen, glaube mir.
3. Die dritte Säule ist die Selbstakzeptanz. Neben deinen Stärken gehören nämlich auch deine Schwächen zu dir. Und es ist absolut wichtig, sich über die eigenen Schwächen im Klaren zu sein. Denn ganz ehrlich: Es ist okay, nicht perfekt zu sein. Es ist okay, nicht alles zu können.

Auf dem Arbeitsblatt für heute findest du drei Fragen zu deinen Eigenschaften, Fähigkeiten und Talenten, zum Beispiel deinen Humor, deine Zuverlässigkeit, deine Intelligenz ... alles, was du wirklich richtig super an dir findest. Notier, was du richtig gut kannst. Singen zum Beispiel oder kochen, fotografieren, Wohnungen einrichten, für andere da sein. Überleg dir, was andere an dir schätzen. Wofür bekommst du Komplimente? Für deine tollen Haare, deinen Charme, deinen Humor ... Rauf damit auf deine Liste.

Vor dir liegen nun ein Haufen Gründe, dich extrem super zu finden und zu schätzen. Ist das nicht toll? Und wenn du wieder mal an dir zweifelst, dann hast du diese wunderbare Liste, auf der steht, wie wertvoll und fantastisch du bist. Ein tolles Gefühl, oder? Noch mal kurz zusammengefasst:

- DEIN SELBSTWERT ERGIBT SICH NICHT ÜBER DIE BEURTEILUNG VON AUSSEN.
- DENN DU BIST WERTVOLL, SO WIE DU BIST.
- WENN DU DARAN ZWEIFELST, DANN SCHAU IN DAS ARBEITSBLATT VON HEUTE UND FÜHRE DIR DEINE STÄRKEN UND TOLLEN EIGENSCHAFTEN BEWUSST VOR AUGEN.
- NICHT VERGESSEN: AUCH DEINE SCHWÄCHEN GEHÖREN ZU DIR. NIEMAND IST PERFEKT.
- NUR WEIL ANDERE ETWAS BESSER KÖNNEN, ERFOLGREICHER SIND, MEHR ODER WENIGER WIEGEN ALS DU – ODER WAS AUCH IMMER – SIE SIND NICHT WERTVOLLER ODER WENIGER WERTVOLL ALS DU. JEDES LEBEN IST EIN WUNDER UND FANTASTISCH.

DEINE STÄRKEN SIND DA, DU MUSST NUR HINSEHEN!

Eigenlob stinkt überhaupt nicht. Und deshalb kommt auf diese Liste jetzt auch alles, was dich so wunderbar macht. Denn das bist du!

SCHREIB FÜNF EIGENSCHAFTEN AUF, DIE DU AN DIR SCHÄTZT.

NOTIER FÜNF FÄHIGKEITEN / TALENTE, DIE DU BESITZT.

WELCHE FÜNF DINGE SCHÄTZEN ANDERE AN DIR?
WOFÜR BEKOMMST DU KOMPLIMENTE?

Tag 27

*Deine „Drei-Wochen-ohne-Challenge" ist vorbei.
Und wie geht's jetzt weiter?*

Hey, soll ich dir was sagen?! Du hast es geschafft – unsere drei Wochen ohne Zucker, Fast Food und Alkohol sind vorbei. Und deshalb ist meine erste Frage heute an dich: Wie ging es dir auf diesem Weg, und wie geht es dir jetzt? Ich vermute mal, es war nicht immer leicht, standhaft zu bleiben. Wenn du es aber durchgezogen hast, dann hast du garantiert auch festgestellt, dass die Umgewöhnung bereits eingesetzt hat und du kaum noch Heißhunger auf Süßes, Salziges und Fettiges hast. Und genau darum ging es ja – dein Körper sollte lernen, dass Zucker und Co. nicht zum Alltäglichen gehören. Alles, was du für einen gesunden Körper brauchst, bekommst du nämlich über deine neue, frische und ausgewogene Ernährung. Und jetzt hat auch dein Körper das geschnallt.

Deshalb darf ich heute freudig verkünden: Auch wenn du abnehmen willst, kleine Sünden dürfen sein! Aber sie sollten natürlich die Ausnahme sein. Deshalb möchte ich dir heute zum Abschluss der Challenge ans Herz legen, weiterzumachen. Wenn Fast Food, Zucker und Alkohol nämlich nicht achtlos konsumiert werden, sind sie beim Abnehmen auch kein Problem. Natürlich habe ich trotzdem noch was dazu zu sagen.

PROBIER MAL „ZARTBITTER"

Wenn du schon zu Süßigkeiten greifst, probier mal Zartbitterschokolade. Sie ist „gesünder" und enthält weniger Zucker als Vollmilchschokolade. Und auch wenn man sich erst mal an den Geschmack gewöhnen muss –

ich finde sie tatsächlich lecker. Aber nicht vergessen: Auch dunkle Schokolade hat Kalorien. Doch da sie so intensiv schmeckt, essen wir in der Regel weniger davon. Je höher der Kakaoanteil, desto besser.

GREIFE ZUR BESSEREN ALTERNATIVE BEI FAST FOOD

Fast Food ist jetzt wieder erlaubt, sofern du es in dein Budget einrechnest. Aber überleg immer, was du deinem Körper da servierst. Der Nährstoffgehalt ist oft gleich null, stattdessen sind Zusatzstoffe und Transfette drin. Aber zum Glück kannst du auch in Sachen Fast Food etwas gesündere Alternativen wählen. Beim Vietnamesen nehme ich zum Beispiel immer eine leckere Nudelsuppe statt frittiertes Zeug. Oder ich esse Sushi statt Pizza. Oder zum Burger 'nen Salat statt der Pommes. Es gibt immer Optionen, die besser und gesünder sind.

Und weil du so toll durchgehalten hast, darfst du jetzt auf das Arbeitsblatt von heute schauen. Dort findest du meine drei Lieblingsrezepte für kleine Köstlichkeiten, die nicht sofort auf die Hüften gehen. Denn eines steht fest: Genuss und Abnehmen schließen sich nach wie vor nicht aus! Es kommt nur darauf an, was und wie viel wie häufig auf dem Snackteller landet. Für heute nur noch eines: Ich bin wirklich stolz auf dich. Du hast diese Challenge wahrlich gemeistert, das ist echt toll. Und ich bin gespannt, ob du jetzt sagst: Ha, da hänge ich doch glatt noch mal drei Wochen dran, denn mir fehlt überhaupt nichts.

SÜSSE REZEPTE – (FAST) OHNE REUE

SCHOKO-BROWNIES

500 g Süßkartoffeln, 14 entsteinte Datteln, 150 g gemahlene Mandeln, 5 EL Backkakao, 1 TL Backpulver, 1 Prise Salz, Blaubeeren zum Garnieren

Süßkartoffeln schälen, in kleine Würfel schneiden und ca. 15 Minuten in Wasser kochen. Abgießen und abkühlen lassen. Datteln in einer Schüssel mit kaltem Wasser 10 Min. einweichen lassen, danach abgießen. Den Backofen auf 180 °C (Ober-/Unterhitze) vorheizen. Gemahlene Mandeln, Backkakao, Backpulver und Salz in einer Schüssel mischen. Die eingeweichten Datteln mit den Süßkartoffeln und etwas Wasser fein pürieren. Dann die trockenen Zutaten langsam unterrühren bis ein cremiger Teig entstanden ist. Eine rechteckige Backform mit Backpapier auslegen, den Teig in die Form füllen, glattstreichen und im vorgeheizten Ofen ca. 25 Min. backen. Mit einem Holzstäbchen in den Teig stechen: Bleibt kein Teig kleben, ist dieser fertig und kann aus dem Ofen geholt werden und auskühlen. Die Brownies in 14 Stücke schneiden und mit frischen Beeren servieren. Pro Stück ca. 127 Kalorien

GRANATAPFEL-MOCKTAIL

1 Granatapfel, 2 Grapefruits, 1 Limette, 30 ml Mineralwasser, 50 ml grüner Tee, 1 Zweig Rosmarin

Granatapfel öffnen und die Kerne auslösen. Grapefruits, Limette und die Hälfte der Granatapfelkerne auspressen und den Saft jeweils in einem Gefäß auffangen. Etwa 150 ml Grapefruitsaft, 50 ml Granatapfelsaft und den Limettensaft zusammen mit dem grünen Tee in ein hohes Trinkglas geben, verrühren und mit Mineralwasser aufgießen. 1 Handvoll Granatapfelkerne und den Rosmarinzweig hinzugeben, fertig! Ca. 162 Kalorien

Tag 28

Die kleinen Versuchungen lauern überall.
Mein Survival-Guide für unterwegs.

Hallo, schön, dass du wieder da bist! Heute möchte ich mit dir ausgehen. Worauf hast du Lust? Gehen wir in ein Restaurant, in eine Bar oder auf eine Grillparty? Du möchtest nicht? Hm, ich vermute, ich weiß, warum. Wahrscheinlich schießen dir schon allein beim Gedanken auszugehen, tausend Bilder von Schlemmereien und Getränken durch den Kopf, die du gerade erst erfolgreich aus deinem Alltag gestrichen hast. Wie spaßig kann ein Grillfest schon werden, wenn du dir alles krampfhaft verkneifen musst? Da vergeht einem schon mal die Lust am Ausgehen.

Aber keine Sorge – nur weil du deine Ernährung umgestellt und dein Kalorienbudget im Blick hast, bedeutet das nicht, dass solche Veranstaltungen jetzt für schlechte Laune sorgen oder sogar ausfallen müssen. Die gute Nachricht ist nämlich: Wenn du dich bei einem Abend mit Freunden mal nicht zu 100 Prozent an deinen neuen Lebensstil hältst, dann ist das überhaupt kein Problem! Ganz im Gegenteil: Wenn du an einem Abend oder einem Wochenende auch mal zu ein paar Dickmachern greifst, dann ist das vollkommen in Ordnung. Die zusätzlichen Kalorien kannst du entweder im Vorfeld einsparen oder in den Folgetagen wieder loswerden, indem du etwas mehr aufs Essen achtest oder ein oder zwei Extra-Sporteinheiten einlegst.

Nicht nur bei Feiern oder im Restaurant, auch im Urlaub oder wenn du beruflich unterwegs bist, gibt es die eine oder andere Hürde zu meistern.

Hier habe ich mir ein paar Tricks und Kniffe überlegt, die es mir ermöglichen, auch außerhalb meiner eigenen Küche einigermaßen gesund und figurbewusst zu genießen.

1. Ich versuche immer, gut und gesund zu frühstücken. Du weißt ja, Haferflocken, Naturjoghurt und Beeren sind meine absoluten Favoriten und die gibt's sogar am Hotelbuffet. So versorge ich meinen Körper schon am Morgen mit vielen wichtigen Nährstoffen und bleibe vor allem lange satt. Dann laufe ich keine Gefahr, am Mittagsbuffet über die Stränge zu schlagen oder mir irgendeinen Fast-Food-Mist im Imbiss zu holen.

2. Alkohol kommt mir nur in Maßen ins Glas. Ich stoße natürlich auch gerne mal mit einem Glas Sekt oder Wein an, aber ich versuche immer, es bei ein, zwei Gläsern zu belassen. Den Wein trinke ich übrigens gerne trocken, denn der ist nicht nur lecker, sondern er enthält auch weniger Restzucker. Und das ist bei deiner künftigen Alkohol-Wahl ein entscheidender Faktor. Alles, was mit Limo, Saft und Sahne gemixt ist, solltest du lieber weglassen. Denn dann machen dir nicht nur die Kalorien des Alkohols zu schaffen, sondern auch noch jede Menge zusätzliche Kalorien aus den Getränken. Also: Wenn, dann Drinks mit wenig Zucker. Ein Glas trockener Wein, eine Weinschorle, ein Bier. Da bleiben die Kalorien im Rahmen, und du hast die Sache halbwegs im Blick. Und ja: Ansonsten trinke ich Wasser. Das gibt es wirklich immer und überall.

3. Ich versuche, nicht in Snackschalen zu greifen. Das klappt nicht immer, aber je länger ich im Alltag auf Chips, Flips und Naschkram verzichte, desto einfacher ist es auch unterwegs. Und wenn es gar nicht ohne geht, dann schau ich, ob irgendwo ein paar Salzstangen rumstehen.

4. Wenn es ins Restaurant geht, dann schaue ich gerne im Vorfeld auf die Speisekarte. Das geht mittlerweile ja bei fast allen Läden online. Dann kann ich schon einmal schauen, ob es Gerichte gibt, die meinem Ernährungskonzept entsprechen. Oder wenn ich beschließe, dass dieser Abend eine Ausnahme sein wird, kann ich meinen Ernährungsplan für den Tag und die Tage davor und danach anpassen.

5. Wenn du es mal nicht geschafft hast, etwas Gesundes zum Futtern einzupacken, dann ist der Gemüseladen definitiv die bessere Wahl als die Imbissbude. Viele Gemüsegeschäfte bieten zum Beispiel frisch gepresste Gemüsesäfte und Salate zum Mitnehmen an. Aber Vorsicht: beim Dressing auf die Nährwertangaben schauen.

6. Und für den Fall der Fälle, dass mich unterwegs ein Hüngerchen überkommt, wenn zum Beispiel die Bahn mal wieder Verspätung hat, habe ich immer ein paar Notfallnüsse dabei. Im Ernst! Mit naturbelassenen Nüssen lassen sich kleine Hungerlöcher schnell und gesund füllen. Da kann der Schokoriegel schön im Kiosk bleiben!

7. Und zu guter Letzt: Ich allein entscheide, was ich esse. Ähnlich wie beim Alkohol gibt es immer noch Menschen, die meinen, sie müssten kommentieren, wie sich andere Menschen ernähren. Lass dich davon nicht unter Druck setzen. Sollen die anderen doch zur Grillsoße voll Zucker und zum fettigen Grillgut greifen. Du entscheidest, ob du das auch möchtest oder nicht. Punkt. Dein Salat und die gegrillte Paprika schmecken dir, und sie sind gut für dich. Und wenn doch ein kleines Nackensteak auf deinem Teller landet – go for it. Du weißt ja, wie du es wieder ausgleichst und bist niemandem Rechenschaft schuldig, außer dir selbst.

Grundsätzlich kann man also sagen, dass Essen und Trinken außerhalb deines eigenen Zuhauses tatsächlich nicht immer ganz einfach ist. Oft kennt man die Inhaltsstoffe nicht, es gibt viel ungesundes Zeug oder der soziale Druck ist so groß, dass deine Prinzipien drohen, über Bord zu gehen. Und deshalb sage ich es dir jetzt noch einmal ganz direkt: Du entscheidest, wie du diesen Weg gehst. Und ich bin mir sicher, du wirst es schaffen. Auch wenn es mal ungesunde Ausnahmen gibt. Das ist okay, genieße sie. Lass dir nicht von anderen reinreden. Selbst wenn ein Abend feuchtfröhlich war und mit 'nem Zucker-, Schnaps- und Pizza-Kater endet, dann war auch das deine Entscheidung, und du solltest dich deswegen weder mies fühlen, noch dich selbst verurteilen. Du bist deswegen noch genauso toll und stark wie vorher. Und ganz ehrlich: Du hast es doch in der Hand. Du weißt, wie der Hase läuft, du kannst Verantwortung übernehmen, dein Krönchen richten und weitermachen. Wenn du grundsätzlich dein Kalorienbudget einhältst und Ausnahmen durch zusätzliche Bewegung wettmachst, dann ist doch alles in Butter. Wenn du dir allerdings selbst etwas vormachst und die Ausnahmen wieder zur Regel werden, dann wirst du irgendwann wieder bei null anfangen müssen. Also, die letzten vier Wochen haben dich Kraft gekostet, ja. Aber sie haben dir auch gezeigt, dass du es kannst.

Also, bleib stark, denn du bist es!

Tag 29

Gespannt, was sich in den letzten Tagen getan hat?

Guten Morgen! Heute ist es wieder so weit! Wiegetag Nummer 3! Ich wette, wir werden diese Woche wieder ein paar Überraschungen erleben. Zum einen, weil zwischen heute und dem letzten Wiegetag ganze zehn Tage liegen – und zum anderen, weil du seitdem wahrscheinlich etwas mehr Bewegung in deinen Tagesablauf integriert hast. Vielleicht warst du schon ein paarmal mit dem Rad unterwegs, im Schwimmbad, oder du machst zu Hause deine Übungen. Oder du gehst jeden Tag eine Runde spazieren. Egal, wofür du dich entschieden hast: Jeder Schritt zählt.

Und nun schauen wir wieder, was deine Waage heute zu sagen hat. Ich bin super gespannt. Steht die Waage gut? Dann runter mit den Klamotten, denn gewogen wird wie immer morgens, ohne Kleidung oder in Unterwäsche. Ich hoffe, du bist mehr als zufrieden mit deinem Körper. Und wenn auf der Waage nicht deine Wunschzahl steht – dann kannst du auch stolz sein. Denn du ziehst es durch, isst jeden Tag gesund und bewegst dich regelmäßig. Das ist mehr, als die meisten anderen Menschen von sich behaupten können. Und ich bin mir sicher, es hat sich was getan. Das sehen wir jetzt: Miss dich wieder von Kopf bis Fuß aus. Spätestens heute wirst du hier eine deutliche Veränderung feststellen. All diese Zahlen kannst du wieder auf deinem Aufgabenblatt eintragen.

Ich verabschiede mich für heute. Mach's gut – wir sehen uns morgen.

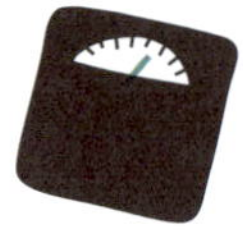

WIEGETAG 3

Heute geht's wieder auf die Waage. Danach schnappst du dir dein Maßband und überprüfst deine Erfolge der letzten zehn Tage.

1. ....
2. ....
3. ....
4. ....
5. ....
6. ....

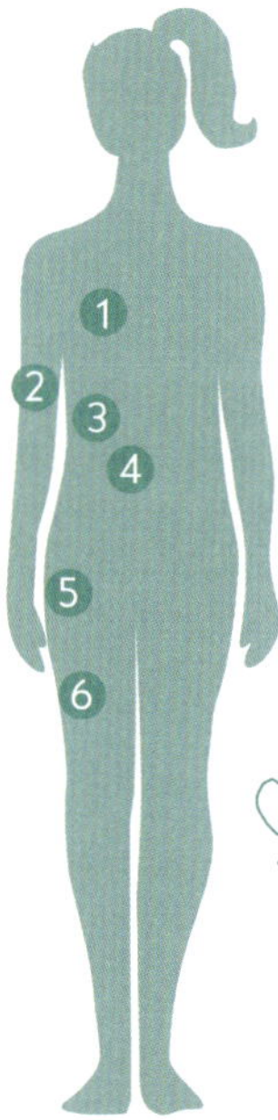

1. BRUST
2. ARM
3. TAILLE
4. BAUCH
5. HÜFTE
6. BEIN

MEIN GEWICHT AM:

....

IN KG:

....

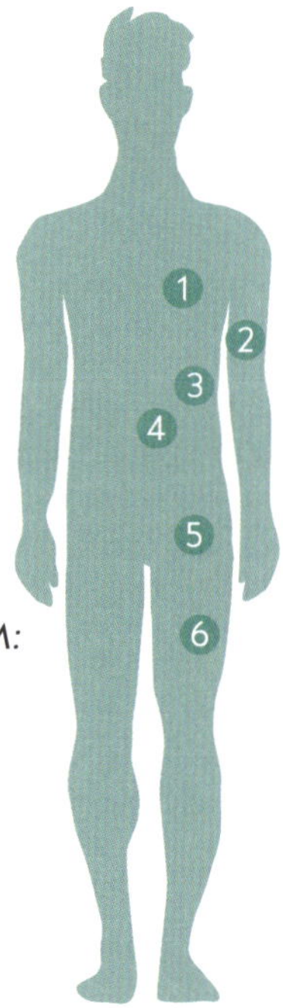

1. ....
2. ....
3. ....
4. ....
5. ....
6. ....

Mein Tipp

Behalt den Zehn-Tage-Rhythmus bei. Dann stresst du dich zwischendurch nicht mit den natürlichen Schwankungen.

Tag 30

Du hast so viel geschafft – und ich weiß genau, dass du bereit bist, deinen Weg weiterzugehen.

Der letzte Tag unserer gemeinsamen Reise ist angebrochen – und ich muss wirklich sagen: Ich bin richtig, richtig stolz auf dich. Du hast es toll durchgezogen, das soll dir erst mal einer nachmachen. Innerhalb von 30 Tagen hast du dein Leben komplett umgekrempelt.

Erinnere dich mal zurück an dein Ich von vor 30 Tagen, als du am ersten Tag dieses Coachings begründen solltest, warum du das hier wirklich willst. Warum du dein Leben verändern möchtest, warum du dich gesünder ernähren und Gewicht verlieren willst. Damals hast du vielleicht noch gedacht: Na ja, ob das was wird ... Vielleicht hattest du ein bisschen Bammel vor der Ernährungsumstellung oder bist sogar davon ausgegangen, dass du scheitern wirst. Aber siehe da – hier bist du, an Tag 30. Bäm! Und weißt du, warum du das geschafft hast? Du hast dich an die erste Stelle gesetzt. Du hast gesagt: Ich will das, und ich mache das für mich, für meinen Körper, meine Gesundheit und mein Wohlbefinden. Und für niemanden sonst. Das ist genau richtig, denn DU bist der wichtigste Mensch in deinem Leben! Und ich finde es toll, dass du das erkannt hast.

Natürlich bin ich auch stolz, dass es mit deiner Ernährungsumstellung so wunderbar geklappt hat. Ich wette, du hast bereits gemerkt, wie sich dein Körper durch die veränderte Lebensmittelauswahl verändert hat. In Sachen Gewicht und Umfang, aber auch in Sachen Leistungsfähigkeit. Wenn man sich gut ernährt, fühlt man sich eben einfach fitter und wacher, man kann sich besser konzentrieren, man schläft besser – und würdest du jetzt deine Blutwerte checken lassen – das Ergebnis könnte sich sehen lassen. Gerade der Verzicht auf fiese Transfette, Zucker und Alkohol wird deine Werte bereits verändert haben, genau wie das abgebaute Körperfett. Und das alles in nur einem Monat. Wahnsinn, oder?

Nun frage ich dich: Welche Veränderungen sind dir schon positiv aufgefallen? Vielleicht, dass sich deine Haut verbessert hat oder dass du morgens besser aus dem Bett kommst oder nicht mehr so außer Atem bist, wenn du die Einkäufe in den dritten Stock tragen musst? Die fünf positivsten Veränderungen kannst du jetzt direkt auf deinem Aufgabenblatt für heute eintragen. Danach wirst du realisieren, dass sich die Sache allein dafür schon gelohnt hat. Denn all das wäre nicht passiert, wenn du nicht gesagt hättest: Alles klar, packen wir es an!

Aber du bist natürlich nicht in diesem Kurs gelandet, weil du dich nach einem schöneren Hautbild gesehnt hast. Du wolltest abnehmen und deinem Wohlfühlgewicht einen großen Schritt näher kommen. Also frage ich dich: Wie fühlst du dich? Ich rede jetzt nicht über Zahlen – die haben wir ja gestern schon genommen. Mir geht es wirklich um die Frage, wie du dich fühlst. Auf deinem Aufgabenblatt findest du reichlich Platz. Nimm dir Zeit und versuche, diese Frage ganz in Ruhe für dich zu beantworten. Wenn du möchtest, kannst du deine Gedanken so formulieren wie in einem Brief an dich selbst. Zum Beispiel: „Liebes Ich, die letzten Wochen waren nicht immer einfach, das muss ich schon sagen. Aber ganz ehrlich: Ich fühle mich großartig." Und so weiter. Ganz egal, was du schreibst – es ist in Ordnung. Diese Zeilen sind nur für dich und für niemand anderen. Aber sie können dir dabei helfen, die letzten Wochen zu reflektieren und herauszufinden, was du fühlst und wo du jetzt stehst. Ich garantiere dir: Es ist gut, hin und wieder einfach mal aufzuschreiben, welche Gedanken einem so durch den Kopf gehen, ganz ungefiltert. Das kannst du auch auf deinem weiteren Weg machen. Denn wie ich am Anfang dieses Kurses gesagt habe: Dein Weg zu deinem Wunschgewicht ist kein Kurzurlaub. Es ist eine Reise. Eine lange Reise. In den letzten 30 Tagen hast du deinen Koffer mit ganz viel Wissen vollgepackt – und nun geht's erst richtig los. Aber ich verrate dir was: Du weißt jetzt wirklich alles, was du wissen musst, um deinen ganz persönlichen Weg weiterzugehen. Ohne mich an deiner Seite, ja, aber du brauchst mich nicht mehr.

Ich wünsche mir für dich, dass du in Zukunft besonders gut mit dir selbst umgehst. Dass du mit dir selbst so umgehst wie mit deinen Herzensmenschen. Liebevoll und wertschätzend. Denn genau das hast du verdient. Du bist so ein toller Mensch, und zwar unabhängig von deinem Körpergewicht, einfach weil du bist, wie du bist. Und das darfst du wirklich niemals vergessen.

So, und damit verabschiede ich dich aus deinem 30-Tage-Coaching. Ich wünsche dir viel Erfolg für deinen weiteren Weg zum Wohlfühlgewicht. Ich weiß, du schaffst das! Und wenn du möchtest, sehen wir uns wieder. Auf doktorwimmer.de, auf Facebook, Instagram, TikTok, auf YouTube oder im TV!

Bis bald! Alles Liebe,
dein Dr. J.

ES GEHT WEITER!

Heute schauen wir gemeinsam zurück auf die vier Wochen unserer gemeinsamen Reise.

WELCHE FÜNF VERÄNDERUNGEN SIND DIR AN DIR UND DEINEM KÖRPER POSITIV AUFGEFALLEN?

VIER WOCHEN SIND VERGANGEN.
WIE FÜHLST DU DICH JETZT?
WIE GEHT ES DIR?
WELCHE GEDANKEN GEHEN DIR DURCH DEN KOPF?
NOTIER ALLES, WAS DIR IN DEN SINN KOMMT, GERNE AUCH IN FORM EINES BRIEFES AN DICH SELBST.

Mein Brief an mich:

Liebe*r ____________,

IMPRESSUM

Unter Mitarbeit von Ina Volkmer und Anne-Kristin Kastens

Projektleitung: Franziska Daub
Bildredaktion: Nele Schneidewind
Umschlaggestaltung und Layout:
ki36 Editorial Design, München, Sabine Skrobek, Lea Thon, Franziska Misselwitz
Herstellung: Markus Plötz
Satz: Nadine Thiel, Baldham
Repro: Ludwig Media, Zell am See
Druck und Bindung: F&W Medien, Kienberg

ISBN 978-3-8338-8748-2

1. Auflage 2023

GRÄFE UND UNZER

Ein Unternehmen der
GANSKE VERLAGSGRUPPE

Die GU-Homepage finden Sie unter
www.gu.de

Bildnachweis

Cover: aempathy
Illustrationen und Grafiken:
ki 36 Editorial Design, Lea Thon, Franziska Misselwitz
Autorenfoto: aempathy

Umwelthinweis

Nachhaltigkeit ist uns sehr wichtig. Der Rohstoff Papier ist in der Buchproduktion hierfür von entscheidender Bedeutung. Daher ist dieses Buch auf PEFC-zertifiziertem Papier gedruckt. PEFC garantiert, dass ökologische, soziale und ökonomische Aspekte in der Verarbeitungskette unabhängig überwacht werden und lückenlos nachvollziehbar sind.